JN060835

症状別でわかりやすい!

医療現場での
アロマセラピーの実践

メディカル
アロマレシピ

Medical
Aroma Recipes

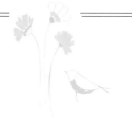

岩橋知美

一般社団法人 ICAA 会長・看護師

現代書林

はじめに

　私は看護師をしながらアロマセラピーを学び、16年以上、医療の現場で実践しています。2009年にはインターメディアリー・クリニカル・アロマセラピー協会（以下ICAA）を立ち上げ、以来約10年、看護師などの医療従事者から民間セラピスト3,000名以上を指導してきました。今ではICAAの有資格者が全国の医療機関やサロンで活躍しています。

　アロマセラピーを単なる「リラックス」や「癒し」ととらえる人がまだまだ多いですが、さまざまな不調を緩和する大きな力を秘めています。病気に向き合うには症状の改善に加え、メンタル面の安定や強さが必要です。アロマセラピーはこの両方を叶えてくれるツールの一つであり、医療現場でこそ必要とされているものです。

　本書は医療現場で実践しやすいよう、ハンディーなサイズに製本し、精油も手に入りやすい36種類に厳選しました。

　一人でも多くの医療者やセラピストの方が、患者様やそのご家族のために本書をご活用いただければ、それに勝る喜びはありません。

一般社団法人ICAA

会長 岩橋 知美

目次

診療科・症状別 メディカルアロマレシピ

循環器科

精油紹介

癒しを超えた精油の力

　私は看護師ですが、子育てによるブランク期間がありました。そのブランク期間に、看護師復帰に向けたプラスアルファとしてアロマセラピーを学んでいました。私も最初はアロマセラピーを「趣味」や「癒し」の延長と理解していましたが、ある日息子が咳き込んでつらそうなので、試しにユーカリの精油をマグカップに垂らし蒸気吸入させてみたところ、ピタッと咳が止まったのです。

　精油の成分にはさまざまな薬理作用があり、それが薬学と類似していることは理解していましたが、この出来事で「精油と薬は本当によく似ている」と、さらに強い興味を抱くようになりました。とはいえ、やはりアロマセラピーは「香りでリラックスするためのもの」「癒し」というイメージがなかなか拭えず、精油の力を確信することはなかなかできませんでした。

　ところが別の日に、私自身が手に切り傷を作ってしまい、そのときにもなんとなくラベンダー精油でケアをしてみたところ、やはり痛みがすぐに改善されたのです。自分でも信じられませんでしたが、これらの経験から、精油の持つパワーにのめり込むようになったのです。

医療現場で培った経験の蓄積

　精油を活用するアロマセラピーを学びながら、看護師として現場でも活かせるよう、医療従事者がアロマセラピーを医療現場に活用することを目的とした「一般社団法人日本アロマセラピー学会」の会員となり、さらに深く勉強を続けました。また看護師やセラピストとして複数の産婦人科で働きながら、それまでに習ったアロマセラピーのトリートメントで、産後のお母さんの足のむくみのケアなどを実践し、精油の持つ薬理作用を確信するようになりました。

　2007年5月から、福岡県久留米市で健診受診者へのサービスとしてアロマトリートメントをはじめたところ、ある乳腺外科の女医さんからリンパ浮腫の患者さんのケアを依頼され、施術したところ「むくみが軽減した」と大変喜んでいただきました。以来、次々とリンパ浮腫の患者さんが紹介されるようになりました。
　また、テレビ取材によってリンパ浮腫を中心に心身の不調な患者さんをケアしていることが評判となり、久留米市だけでなく、福岡県内・県外からの患者さんもたくさん来院され、大学病院からも紹介患者さんが来られるようになりました。

アロマ外来の誕生

アロマセラピーの実践経験は1年で300件を超え、2009年に医療現場におけるアロマセラピーの普及やアロマセラピストの知識向上を目的として活動する「インターメディアリー・クリニカル・アロマセラピー協会（以下ICAA)」を立ち上げました。

私がケアをしている患者さんが、乳房再建術、リンパ管吻合術の外科治療で久留米市の聖マリア病院形成外科に入院、通院をされていました。担当の医師から「手術前後のむくみケアが重要なのでよろしくお願いします」と依頼されたこともあり、「もっと多くの患者さんのケアをしたい」と、聖マリア病院の院長に「アロマ外来」の開設をお願いしました。

この病院は病床数も多く、福岡県でも有名な総合病院ですから、そう簡単ではないと思っていました。ところが院長先生から「今後はリンパ浮腫のような術後に悩む患者さんのケアも必要になってきますね。やっていきましょう」と、とてもうれしい返事をいただきました。そして2014年7月、形成外科内に「アロマ外来」を開設、リンパ浮腫を中心に、患者さんのさまざまな不調をケアできるようになりました。

運命を変えた小児がんのお子さんとの出会い

私は 2009 年に ICAA を立ち上げましたが、その背景には、ある女性とそのお子さんへの強い想いがありました。

それは、3 人目のお子さんを出産したばかりだという女性でした。彼女とは、私が働いていた産婦人科の一つで、産後のむくみケアの施術で出会いました。

彼女にアロマトリートメントを施術していたところ、なんとなく心がほぐれたのか「実は 2 番目の娘が小児がんで大学病院に入院している」というプライベートな話をしてくれたのです。それを聞いた私は「入院している娘さんにお母さんがやさしくマッサージをしてあげたら、きっと喜ぶよ」という話をしました。

それから 2 ヵ月くらいたった頃、その女性からもう一度連絡があり「ぜひ、娘にトリートメントをしてほしい」と依頼されたのです。

依頼を引き受け、指定された大学病院に行ってみると、その女性と当時入院中の 3 歳の娘さんがいらっしゃいました。

女の子は毎日注射などの痛みのある治療を受けていたため、とても怖がりになっていて、看護師さんも寄せ付けないほど恐怖や猜疑心で

いっぱいになっていました。

　最初は私のことも嫌がっていましたが、女の子が個室に入院していたこともあり、私は病院から許可をもらって女の子にアロマトリートメントを試みたのです。

　3歳の子どもですから、精油はオレンジのみ。はじめはとても緊張していましたが「痛みが取れるおまじないだよ。手を出してごらん」と、手のひらから前腕をやさしくなでるような本当に軽いトリートメントをしてあげました。腕には注射による腫れがあり、痛みがあったと思います。

　するとその日は食欲が回復し、痛みも緩和し、何より機嫌がとてもよくなったというのです。その後も依頼を受けて、数回トリートメントのボランティアに行きました。私が来ることを女の子は毎回とても喜んでくれて「アロマの先生！」と懐いてくれました。

患者さんを支える家族にもアロマの力を

　小児がん病棟でのボランティアで、気が付いたことがあります。子どもの世話をするお母さんたちは、いつも気持ちが張り詰めています。それなのに、子どもには決してつらい顔を見せまいと、ニコニコひたむきな姿で闘っているのです。

　私は思わず「お母さんたちにアロマトリートメントをさせてほしい」と、その大学病院にボ

ランティアを申し出ました。許可をいただき、週に1回ほどでしたが、病院の休憩室を借りて1回3人程度の施術を行うようになりました。

どのお母さんもアロマトリートメントで気持ちが緩むのか、作り笑顔を一旦外して涙を流したり、つらい心の内を話してくれたりして、リラックスやセラピーの時間を心待ちにしてくださいました。

この経験から、私は患者さんだけでなく患者さんを支える家族にも、アロマセラピーは必要なのではないか、役に立つのではないかという、強い想いを抱くようになりました。

私が経験していることを一人でも多くの看護師さんやアロマセラピストさんと共有すれば、もっと多くの患者さんやその家族までのケアができるのではないかと考えるようになり、自身で協会を立ち上げるに至ったのです。

最初に出会った小児がんの女の子は、残念ながらお亡くなりになりました。しかしお母さんから「アロマの力はすごい」という感謝の手紙をいただきました。その手紙を読んで私は協会設立を決意したのです。後日そのことをお母さんにお話しすると、泣きながら「ありがとうございます。あの子の生きた証です」と言っていただけました。あの手紙は今でも私の宝物です。

アロマセラピーに効果がある理由

アロマセラピーがなぜ効果を出すのかといえば、各精油が持つ成分の薬理作用によるところが大きいのは間違いありません。もちろんこれには「香り」による効果も含まれます。そしてさらに「タッチング」のパワーが加わることで、効果は何倍にも広がるのです。

病に苦しむお子さんを持つお母さんたちにも「私がトリートメントするより、お母さんの手でさすってあげるだけで、子どもたちはすごく喜ぶし、効果があるから」「トリートメントは難しくないから」と伝え続けました。少しでもそういうやさしい気持ちを持つ「手」を増やしたい、また、医療従事者の方々の間にも、そういう「手」を増やしたいというのが私の一番の願いなのです。

現在アロマセラピーを実践しているセラピストは、民間で勉強された方が圧倒的に多いのが現状です。またアロマセラピーを医療で用いる場合は「補完代替医療」と言わなければなりませんし、「治療ではない」という同意書にサインをもらい、自費診療で行うといった制約もあります。そのため、病院でのアロマセラピーは、民間のリラクゼーションサロンやエステサロンと違い、限られた施術しかできないという側面

があります。しかし、医師や看護師、理学療法士や作業療法士などの国家資格を取得した医療従事者の方々は、より専門的な知識を持っているため、精油に含まれる化学成分やその薬理効果の理解、タッチングのコツも習得しやすいというアドバンテージがあります。

　アロマセラピーは病院に行くほどではない不定愁訴に効果がありますが、すでに病院に通っている、入院している、もしくは在宅で療養している患者さんとそのご家族にも素晴らしい恩恵を与えてくれます。むしろ、治療中の方にこそアロマセラピーが必要かつ有用だと思うのです。

　現在、ICAA には科を問わず現役ドクターが多数在籍しており、医療従事者の方限定のリンパ浮腫専門医療従事者育成講座も提供しています。これはアロマセラピーの技法とは別にリンパ浮腫に特化した技法であり、平成 28 年度の診療報酬改定において保険適用となった「リンパ浮腫複合的治療料」に関する施設基準の要件や「リンパ浮腫療法士認定機構」の認定資格にも対応していますので、興味のある方はぜひそちらでも学習していただければと思います。

　本書に掲載したアロマセラピーのレシピは、医療従事者から一般の方まで、簡単に使えるものばかりです。ぜひそれぞれの場でご活用ください。

アロマセラピーの基礎知識
3つのアプローチ

　精油に含まれる芳香成分は、3つのルートで全身に働きかけ、さまざまな症状を緩和します。

ルート1：鼻→脳

　鼻から吸い込まれた芳香成分は、鼻の奥の嗅上皮に取り込まれ、本能をつかさどる大脳辺縁系に伝わる。その中の感情表現に関わりのある扁桃核、記憶に関わる海馬へと伝わり、自律神経の中枢である視床下部まで刺激が伝わる。

　芳香成分が脳内に働きかけることで、香りの好き嫌いを判断したり、香りが記憶を呼び覚ましたり、気分をリラックスさせたり、心身にさまざまな影響を与える。

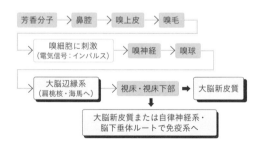

ルート2：鼻→肺→血液→全身

　呼吸とともに肺へ入ってきた芳香成分は、肺胞から毛細血管へと吸収され、血液に乗って全身のさまざまな組織器官に運ばれて効果を発揮する。抗菌作用や抗ウイルス作用、抗炎症作用のある精油を吸入することで、菌やウイルス感染の予防、また症状があれば緩和させる効果も得られる。

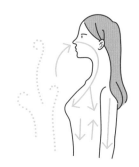

ルート3：皮膚→毛細血管→全身

　精油をオイルで薄めて肌に塗ったり、精油を入れた風呂に入浴したりすることで、芳香成分が皮膚と鼻から吸収され、血管を通って全身をめぐり、あらゆる組織に働きかける。

　身体の組織だけでなく、皮膚にも芳香成分が直接働きかけるため、美容面の効果も期待できる。

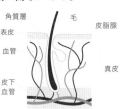

角質層　　毛
表皮　　　皮脂腺
血管
皮下血管　　真皮

アロマセラピーの基礎知識
医療現場での実践

　病院や在宅での治療を円滑に、より効果的に行うために、医療サービスの一環としてアロマセラピーを取り入れます。

アロマセラピーの基本的な注意事項

・精油は日本においては薬機法上「雑貨」扱いとなる。そのため効果・効能や治癒、美容的表現など、誤解されるような表現を標榜することは控える。「〜に効く」「〜が治る」「〜でシミが取れる」といった表現を用いないように注意する。

・精油を使用してトリートメントオイルやジェルなどのクラフトを作成した場合、有償無償にかかわらず他人に譲ることは禁止されている。

・アロマセラピーは医療行為ではないので、アロマセラピーによる治療や診断などの行為は禁止されている。医療現場でのアロマセラピーであっても、あくまでもリラクゼーション目的であり、治療行為ではないことを十分に伝える必要がある。アロマセラピーの実践前に、医師の許可や患者さんからの同意を必ず得る。

アロマセラピーの基礎知識
精油の選び方

　精油は、芳香植物から得られる香りの成分（芳香分子）が集まったものです。1本の精油に、この香りの成分が何百種類も入っています。その芳香分子一つひとつにそれぞれの香りがあり、作用があります。私たちは精油を使うことで、その芳香分子の作用を活用するのです。

精油を選ぶときには必ず「ケモタイプ」を選ぶ

　同じ種の野菜でも、育った土地や季節によって味や中身が異なるように、精油の原料となる植物も土壌の組織成分、日照り、高度などの違いにより、抽出される成分に差が出てくる。このように同じ植物でありながらも異なる成分を持つ精油を「ケモタイプ精油」と呼ぶ。

　例えばよく知られる精油の一つである「ローズマリー」には数種類のケモタイプがある。筋肉系への働きが高いものは「ローズマリー・カンファー」、呼吸器系への働きが高いものは「ローズマリー・シネオール」と、ケモタイプにより作用も香りも異なる。

　ICAAでは、海外の医療現場でも使用され、エビデンスも多いケモタイプの精油を推奨している。

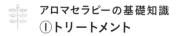

アロマセラピーの基礎知識
①トリートメント

トリートメントはOK、マッサージはNG

　精油を加えたオイルを用いるアロマトリートメント（以下、トリートメント）は、一見マッサージに似た行為ですが、マッサージを行えるのはあん摩マッサージ指圧師と医師のみです。有資格者以外はトリートメントという表現を用い、トリートメントの範疇を理解して行います。

トリートメントで得られる効果

［身体的作用］
新陳代謝の促進・血液循環の改良と促進・リンパの流れの促進と老廃物の排出の手助け・筋肉の緊張を和らげる・身体の強壮・自然治癒力の向上・消化器系の活性・肌を健康に保つ、等

［心理的作用］
緊張感の緩和・疲労感の軽減・気分の向上・安心感や安堵感を与える・神経系を整え強化する・イライラや興奮の鎮静・精神の安定・リラクゼーション作用・リフレッシュ効果、等

トリートメントの実践方法

①アロマオイルを作る
　　全量 20ml（精油濃度 2%・精油 6〜9滴まで）。

※一般的に精油は1滴が 0.05ml に設定されている。
※精油濃度は全身トリートメント 0.5〜1.5%、部分トリートメント 1%〜2.5%、患部塗布 2〜3%。

［準備するもの］
・消毒済みのボトル容器（20ml用。ガラスびんを推奨）
・ホホバオイル（20ml）
・精油（34ページからのレシピを参照）

1. ホホバオイルを消毒済みのボトル容器に 20ml 計量して入れる。
2. レシピ（34ページ〜）を参考に精油を選択し、最大9滴までを加える。
3. 容器の蓋をしっかり締めて、振り混ぜて完成。

※作成したオイルは 2〜4週間をめどに使い切る。作り置きする場合は光を通さない遮光びんに移し替えて、冷暗所で保存する。

※精油の種類によっては接触アレルギーを起こすことがあるので、トリートメント前に必ずパッチテストを行い、肌に合うか確認する。

②トリートメントを行う部分を清潔にする
　トリートメントを行う自分の手はもちろんだが、施術部位の特に足先・手先などを、足浴・手浴などの部分浴（31ページ）やホットタオルで温め、清潔にすると効果的。冬場は体が冷めないように、室温やリネン類に気を配る。

③トリートメントオイルを手に取り温める
　手のひらに10円玉くらいのオイルをとり、温まったところで、患者さんの皮膚に塗布しながらなじませる。

④トリートメントを行う
　ICAAではメディカル・ディスチャージ法（25ページ）といって、筋肉を温め弛緩させ、血流をよくし、老廃物を排出させる手技を採用。

⑤必要であればオイルを拭き取り終了する

メディカル・ディスチャージ（MD）法について

　ディスチャージとは排出という意味で、メディカル・ディスチャージ法とはICAA独自のアロマトリートメント手技のこと。MD法はあらゆる患者さんに対応できる技術で、臨床の現場では、痛み・浮腫・精神疾患・ターミナル・透析・糖尿病などさまざまな疾患の方へ活用されている。もちろん健診などの疾患がない方にも対応できる。

メディカル・ディスチャージ法の主な手技

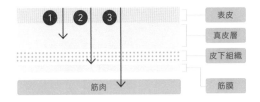

●軽擦法（エフルラージュ）

　施術の最初と最後に必ず行う手技で、皮膚の真皮層までの軽い圧。手のひら全体を身体に密着させる。余計な圧をかけずに軽くゆっくり滑らせる動作をくり返す。末端から中枢（心臓）に向かって滑らせることで、血液やリンパ液の循環を促進させる。

❷強擦法（フリクション）

　皮下組織から筋肉にまでアプローチする。軽擦法よりも強めの圧で、スピーディーにくり返す動作。親指や手のひらの付け根、握りこぶしをあてて、交互もしくは左右同時にスライドし、強くさする。局部の緊張のある組織へ深い刺激を与え、組織を温める手技。

❸揉捏法（ニーディング）

　ふくらはぎや太もも、脇腹などに行う手技。指の先や手のひら全体をあてて、半円を描くようにもみほぐす。パン生地をこねるような要領で行う。固くなった筋肉を弛緩させる方法。皮下脂肪の代謝を助ける。

・全身のトリートメントのポイント
　身体の隅々に溜まった疲労物質や老廃物をリンパの流れで排出させるため、手足の先から身体の中心に向かって行うと効果的。

・手足のトリートメントのポイント
　手足の甲側は、指先から手首足首に向かってトリートメントするとよい。手のひらと足の裏には多くのツボが集まっているので、同時にもみほぐしたり、気持ちよい程度のツボ刺激を入れたりすると効果的。

アロマトリートメントの基本的な注意事項

・疾患の急性期、手術直後の施術は、必ず医師の許可を得てから行う。

・心臓疾患がある場合は、施術しない。
※医師の依頼や許可があれば、施術を行ってよいが、施術時間は短時間（10～20分）にとどめる。

・急性炎症、発熱、急性の血栓（深部静脈血栓症）、塞栓症がある場合は、施術しない。
※慢性の血栓、塞栓症は、医師の依頼や許可があれば、施術を行ってよい。
※発熱においても、ターミナル期の患者で医師の依頼や許可があれば、施術を行ってよい。
※許可があった場合、手、足の末端部を温める軽い施術（10分程度）にとどめる。

・感染性、伝染性の疾患や疾患が疑われる場合は、施術しない。

・皮膚疾患がある場合は、施術しない。
※状態に応じて、医師の依頼や許可があれば、施術を行ってよい。

アロマセラピーの基礎知識
②ジェル塗布

　精油は必ず希釈して使用しますが、希釈する基材としてオイル同様高い効果を得られるのが「ジェル」です。ジェルはグリセリンなどを原料とした、無香料・無着色の水溶性のものを選びます。ジェルそのものに保湿効果があり、精油成分の肌への浸透を助けてくれます。肌刺激がほとんどなく、オイルのようにベタつくこともないので、さっぱりとした使い心地を好む人や、トリートメントができない人などに使うと効果的です。

アロマジェル塗布の実践方法

①アロマジェルを作る
　全量20g（精油濃度2%・精油9滴まで）。

※一般的に精油は1滴が0.05mlに設定されている。

［準備するもの］
・クリーム容器（20g用）
・キャリアジェル（20ml）
・精油（34ページからのレシピを参照）
・混ぜ棒

1. 消毒済みのボトル容器にジェルを20g計量して入れる。
2. レシピ（34ページ～）を参考に、精油を選択し、最大9滴までを加える。
3. 混ぜ棒でよく混ぜて完成。

※作成したジェルは2～4週間をめどに使い切る。作り置きする場合は冷暗所で保存する。
※精油によってアレルギーを起こすことがあるので、接触アレルギーテストを行う。前腕部に使用する植物オイル、ワセリンに混ぜた精油、ジェルを塗布し、20分後に紅斑、膨疹、かゆみなどの反応がないか確認する。

②ジェル塗布を行う部分を清潔にする

③ジェルを指に取り、患部に塗布する
　拭き取りの必要はなし。レシピ（34ページ～）を参照し、決められた回数の範囲内で塗布する。

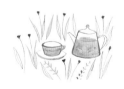

アロマセラピーの基礎知識
③芳香浴

　もっとも手軽に精油を楽しむ方法です。ただし香りの好みには個人差があるため、病院内で使用する場合は周囲へ十分に配慮しましょう。

デュフューザーによる芳香浴

　電気で振動を起こし、芳香成分を空気中に拡散させる。精油の芳香成分が損なわれずに長時間香りが持続するため、広い範囲で芳香浴をしたい場合に適している。

ティッシュペーパーを使った芳香浴

　ティッシュペーパーにレシピ（34ページ〜）の精油を1〜2滴垂らし、枕元に置いたり、鼻を近づけて深呼吸したりする。ハンカチに垂らしてもよいが、シミになるので気をつける。

アロマセラピーの基礎知識
④蒸気吸入

　芳香成分を蒸気とともに吸入することができます。特に喉の痛みや鼻づまり、呼吸器系のトラブルに有効です。

　洗面器、またはマグカップに80度くらいの

熱めのお湯を入れ、レシピの精油を1～2滴
垂らす。頭から乾いたタオルをかぶって湯気が
逃げないようにし、深呼吸とともに蒸気を1分
程度吸い込む。精油成分は目に染みるものもあ
るので、必ず目を閉じて行う。

アロマセラピーの基礎知識
⑤アロマバス

　バスタブのお湯に、天然塩10gに精油1滴の
割合で混ぜたものを入れて入浴し、鼻と皮膚か
ら芳香成分を取り込みます。医療現場では部分
浴を取り入れるとよいでしょう。

フットバス（足浴）

　洗面器にくるぶしが浸かる程度のお湯（40
～43度）を入れ、天然塩にレシピの精油を混
ぜたものを入れてかき混ぜる。5～10分程度
足浴をすると、血行がよくなり全身がポカポカ
する。入浴できないときにも最適。

ハンドバス（手浴）

　洗面器に手首が浸かる程度のお湯（38～40
度）を入れ、天然塩にレシピの精油を混ぜたも
のを入れてかき混ぜる。5～10分程度手浴を
すると、冷え、肩こり、頭痛などが和らぐ。

診療科・症状別

メディカル
アロマレシピ

Medical Aroma Recipes

高血圧

Aroma Recipes

1

オレンジ・スイート…4滴
プチグレンまたはゼラニウム…2滴
ラベンダー・アングスティフォリア…2滴

2

マンダリン…3滴
レモングラスまたはレモン…3滴
イランイラン…2滴

3

レモン…4滴
マジョラム…2滴
ユーカリ・レモン…2滴

4 〈妊娠中に使えるレシピ〉

マンダリン…3滴
オレンジ・スイート…3滴

5 〈妊娠中に使えるレシピ〉

レモン…5滴

使い方

- 腰〜後頸部（うなじ）〜デコルテにかけて 30〜40分程度、やさしくトリートメントする。
- ディフューザーによる芳香浴を行う（香りの 好みに応じて、レシピを使い分ける）。

作用

- 血圧降下作用、副交感神経優位の血管拡張作 用。

メモ

- レシピ掲載の精油を組み替えてもよい。
- 香りが強いときは、柑橘系の滴数を増やす。
- ティッシュに滴下する芳香浴でもよい。
- イランイランの香りは好みが極端であるため 気を付ける。
- レシピ1、2、3は妊娠中の使用を控え、低 血圧の方は様子をみながら使用する。

> ⚠ **注意（禁忌）**
> - 医療施設では2%濃度で使用しているが、 香りが強いときは1〜1.5%濃度でもよい。
> - イランイランの香りで、低血圧（上が 100mmHg以下）の人がまわりにいる場合 は体調が悪くなることがあるので気を付ける。

低血圧

Aroma Recipes

1

ローズマリー・カンファー…4滴
クローブ…2滴

2

サイプレス…4滴
シナモン・カッシア…2滴

3

サイプレス…4滴
ペパーミント…4滴

4

〈妊娠中に使えるレシピ〉
ラヴィンツァラ…4滴

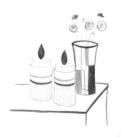

使い方

・上半身もしくは下半身を30～40分程度、
　トリートメントする。
・ディフューザー、またはティッシュ滴下によ
　る芳香浴を行う。
・手浴（洗面器に3滴程度）を行う。

作用

・血圧上昇作用、交感神経優位の血管収縮作用、
　血行促進作用。

メモ

・芳香浴は午前に1回、午後に1回するとよい。
・香りが強い場合は、滴数を減らす。

> ⚠ 注意（禁忌）
> ・サイプレスはエストロゲン様作用があるた
> 　め、女性特有のがん疾患でホルモン治療を
> 　されている人、子宮筋腫、乳腺炎、妊娠中
> 　の人は使用を控える。
> ・クローブ、シナモン・カッシアは皮膚刺激
> 　が強いため、皮膚が弱い人は半分の滴数で
> 　使用する。
> ・ローズマリー・カンファー、ペパーミントに含ま
> 　れるケトン類には神経毒性があるため、乳幼
> 　児や高齢者、妊娠中、授乳中の使用は控える。

冷感

Aroma Recipes

1

アカマツ・ヨーロッパ…4滴
ラヴィンツァラ…3滴
サンダルウッド…1滴

2

レモン…4滴
サイプレス…2滴
マジョラム…2滴

3 〈妊娠中に使えるレシピ〉

レモン…3滴
ラヴィンツァラ…3滴

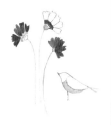

使い方

・上半身もしくは下半身を40分程度、トリートメントする。

・腹部を20分程度、やさしくトリートメントする。

作用

・末梢血管拡張作用、毛細血管強壮作用、加温作用。

メモ

・お腹には腹部大動脈があるので、トリートメント前に腹部にホットタオルを当てると血液が温められ、より冷えが解消されやすい。

⚠ 注意（禁忌）

・レシピ1でサンダルウッドがない場合は、レモンに替えてもよい。

・サイプレスはエストロゲン様作用があるため、女性特有のがん疾患でホルモン治療をされている人、子宮筋腫、乳腺炎、妊娠中の人は使用を控える。

・レモンは光感作があるため注意する。特に妊娠中の場合、施術後は拭き取ること。

動悸

1

オレンジ・スイート⋯6滴
イランイラン⋯2滴

2

マンダリン⋯5滴
マジョラム⋯3滴

3

オレンジ・スイート⋯4滴
プチグレン⋯2滴
ラベンダー・アングスティフォリア⋯2滴

4 〈妊娠中に使えるレシピ〉

マンダリン⋯3滴
ローズウッドまたはホーウッド⋯3滴

使い方

・ディフューザー、またはティッシュ滴下による芳香浴を行う。

作用

・不整脈調整作用、自律神経調整作用。

メモ

・動悸は心臓や甲状腺疾患などの他に、精神面の不調でも起こる。ここでは精神面へのアプローチがメインになる。

・イランイランの香りは好みが極端であるため、気を付ける。

> ⚠ **注意（禁忌）**
>
> ・イランイラン、ラベンダー・アングスティフォリア、プチグレンはエステル類やリナロールを多く含み、血圧降下作用があるため、低血圧（上が100mmHg以下）の人は長時間嗅ぐと頭痛や吐き気などの症状を起こしやすいので注意する。

静脈瘤

Aroma Recipes

1

サイプレス…3滴
グレープフルーツ…3滴
レモン…3滴

2

レモン…4滴
シダー…2滴
ヘリクリサム…2滴

3

レモン…4滴
サイプレス…2滴
サンダルウッド…2滴

4 〈妊娠中に使えるレシピ〉

レモン…5滴

使い方

・足先〜太ももまでを 30〜40 分程度、やさしくトリートメントする（足先から膝まででもよい）。
・静脈瘤の隆状態（血管がボコボコ隆起している）部分には、キャリアジェルにレシピ1かレシピ2の精油をブレンドし、塗布する。

作用

・静脈強壮作用、うっ滞除去作用、心臓強壮作用、血行促進作用。

メモ

・立ち仕事や運動不足、妊娠などにより、主に足の静脈の循環障害によって引き起こされる。

> ⚠ **注意（禁忌）**
> ・トリートメントの際、静脈瘤部は圧力を落として軽擦程度にする（特にふくらはぎ）。
> ・サイプレス、シダーにはエストロゲン様作用があるため、女性特有のがん疾患でホルモン治療をされている人、子宮筋腫、乳腺炎、妊娠中の人は使用を控える。
> ・レモンは光感作があるため注意する。特に妊娠中の場合、施術後は拭き取ること。

むくみ

Aroma Recipes

1
レモン…4滴
グレープフルーツ…2滴
サイプレス…2滴

2
レモン…4滴
シダー…3滴
ローズマリー・カンファー…2滴

3
ジュニパー…4滴
アカマツ・ヨーロッパ…3滴
レモン…3滴

4 〈妊娠中に使えるレシピ〉
レモン…5滴

使い方

・むくみのある部分を15〜30分程度、トリートメントする。

作用

・静脈強壮作用、うっ滞除去作用、筋肉弛緩作用。

メモ

・むくみの原因には、心臓、腎臓、肝臓、血管障害、ホルモン、炎症、薬の副作用、手術後の合併症などさまざまな原因がある。

・産後のむくみならば、エストロゲン様作用があるサイプレス、シダーのレシピ1、2がよい。

⚠ 注意（禁忌）

・頭頸部（首から頭まで）のトリートメントをする場合は、鼻が近いため香りがきつく感じることがあるので、濃度を1.5％に下げる。

・がん疾患の術後のむくみへのトリートメントをする場合も、香りが強く感じることがあるので、濃度を1.5％に下げる。

・香りが強いときは、レモンの比率を高くするとよい。

・レモンは光感作があるため注意する。特に妊娠中の場合、施術後は拭き取ること。

リンパ浮腫

Aroma Recipes

1

グレープフルーツ…3滴
レモン…3滴
アカマツ・ヨーロッパ…2滴
ジュニパー…2滴

2

レモン…4滴
アカマツ・ヨーロッパ…2滴
ジュニパー…2滴
ローズマリー・カンファー…2滴

3

レモン…4滴
アカマツ・ヨーロッパ…2滴
サイプレス…2滴
ローズマリー・カンファー…2滴

使い方

・腕のリンパ浮腫は上半身（腰〜頸〜デコルテ）を40分程度、トリートメントする。

・足のリンパ浮腫は下半身（足先〜腰）を40分程度、トリートメントする。

作用

・静脈強壮作用、うっ滞除去作用。

メモ

・手術によりリンパ節を切除したことで手足などにむくみが起きやすくなる。

> ⚠ **注意（禁忌）**
>
> ・ホルモン依存型の子宮体がんや乳がんは、エストロゲン様作用のあるサイプレスは使用しない。
>
> ・男性の場合や他疾患によってリンパ浮腫が起こっている場合は、サイプレスを使用してよい。
>
> ・ローズマリー・カンファーに含まれるケトン類には神経毒性があるため、乳幼児や高齢者、妊娠中、授乳中の使用は控える。

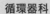
下肢の閉塞性動脈硬化症（ASO）

Aroma Recipes

1

アカマツ・ヨーロッパ…3滴
ゼラニウム…3滴
マンダリン…3滴

2

レモン…4滴
ブラックスプルース…3滴
ラベンダー・アングスティフォリア…2滴

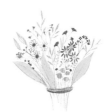

使い方

・下肢末端（くるぶし〜足先）を温めるように、10〜15分間程度、やさしくトリートメントする（強い圧はかけない）。

作用

・末梢血管拡張作用、毛細血管強壮作用、副交感神経優位の血管拡張作用。

メモ

・動脈硬化により手足の血管が狭くなったり、詰まったりする。手足の冷感、しびれ、痛みなどの症状が起こる。

・足先の冷感やしびれがある人には、トリートメント前に足先のホットタオルを行うとよい。

⚠ **注意（禁忌）**

・ASO疾患の人は、動脈を閉塞しやすい状態であるため、血管収縮作用のある精油の使用は控える。

頻尿

1

ローズウッドまたはホーウッド…4滴
ラヴィンツァラ…3滴
サイプレス…2滴

2

オレンジ・スイート…4滴
ローズウッドまたはホーウッド…3滴
ラベンダー・アングスティフォリア…2滴

3

マンダリン…5滴
ローズウッドまたはホーウッド…2滴
マジョラム…2滴

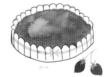

使い方

・腹部（みぞおち）〜腰〜下半身を40分程度、
やさしくトリートメントする。

作用

・自律神経調整作用（交感神経の高ぶりを抑え、
副交感神経を活発にする）。

メモ

・ここで取り上げている頻尿は、自律神経の乱
れが起因するケース。膀胱は自律神経で支配
され平滑筋でできているため、過度のストレ
スや緊張状態が続くと膀胱の筋肉が過敏にな
り、少量の尿でも尿意を催すことがある。

⚠ **注意（禁忌）**

・レシピにとらわれず、好みの香りを使用す
ることにより緊張を和らげ、症状緩和につ
ながることもある。

膀胱炎

Aroma Recipes

1

ローズウッドまたはホーウッド…4滴
ラベンダー・アングスティフォリア…3滴
オレンジ・スイート…2滴

2

パルマローザ…3滴
リトセア…3滴
ローレル…3滴

3

ローズウッドまたはホーウッド…4滴
ティートゥリー…3滴
パルマローザ…2滴

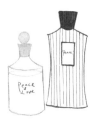

使い方

- 下腹部〜腰〜太ももまでを20分程度、やさしくトリートメントする。
- アロマバスを行う。
- 半身浴・座浴などの部分浴を行う。
- 下腹部〜腰にアロマジェルを1日3回塗布する。

作用

- 抗菌作用、抗炎症作用、利尿作用、免疫強壮作用。

メモ

- 腎臓の機能を活性させ、利尿を促すとよい。
- 過度のストレスなどにより免疫力が低下していると、膀胱炎になりやすいので気を付ける。

⚠ **注意（禁忌）**

- まずは医師の診察を受け、症状緩和の手助けとしてアロマセラピーを施行する。
- ティートゥリーは皮膚刺激があるため、敏感肌の人は注意する。

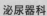

泌尿器科

腎炎

Aroma Recipes

1

レモン…4滴
ティートゥリー…3滴
ジュニパー…2滴

2

サイプレス…3滴
ティートゥリー…3滴
ラベンダー・アングスティフォリア…3滴

54

使い方

・下半身（下腹部〜足）を40分程度、やさしくトリートメントする。
・下腹部〜腰にアロマジェルを1日3回塗布する。

作用

・抗菌作用、抗ウイルス作用、うっ滞除去作用、抗炎症作用、腎臓強壮作用。

メモ

・腎臓の機能低下により尿量が減ってくると、むくみが出現しやすくなる。

> ⚠ **注意（禁忌）**
> ・まずは医師の診察を受け、症状緩和の手助けとしてアロマセラピーを施行する。
> ・サイプレスはエストロゲン様作用があるため、女性特有のがん疾患でホルモン治療をされている人、子宮筋腫、乳腺炎、妊娠中の人は使用を控える。
> ・ティートゥリーは皮膚刺激があるため、敏感肌の人は注意する。

腎臓移植後のむくみ

1

サイプレス…3滴
シダー…2滴

使い方

・下半身（腰部～下肢）を40分程度、やさしくトリートメントする。

作用

・うっ滞除去作用。

メモ

・香りがきつく感じるようであれば、サイプレスとシダーを減らし、ローズウッドまたはホーウッドをブレンドするとよい（総合計9滴まで）。

⚠ **注意（禁忌）**

・移植後は免疫を抑える治療をしているため、免疫強壮作用や腎臓刺激作用のある精油は避ける。また、他の原因も考えられるので、医師に必ず相談する。

透析患者のむくみ

Aroma Recipes

1

ローズウッドまたはホーウッド…4滴
サイプレス…3滴
シダー…2滴

使い方

・下半身（下腹部〜腰〜下肢）を40分程度、
やさしくトリートメントする。

作用

・静脈強壮作用、うっ滞除去作用、末梢血管拡
張作用。

> ⚠ **注意（禁忌）**
> ・透析患者は腎臓機能が働いていない状態の
> ため、ジュニパーなどの腎臓強壮作用のあ
> る精油は避ける。

腰痛

Aroma Recipes

1

ローズマリー・カンファー…4滴
ラベンダー・アングスティフォリア…4滴

2

ペパーミント…4滴
ヘリクリサム…3滴

3 〈妊娠中に使えるレシピ〉

ローズウッドまたはホーウッド…4滴
ラヴィンツァラ…3滴

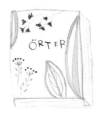

使い方

・腰部〜臀部〜太ももまでを20分程度、トリートメントする。

・腰部にアロマジェルを1日3回塗布する。

作用

・筋肉弛緩作用、鎮痛作用、抗炎症作用、血行促進作用。

メモ

・慢性化した腰痛は、血液の循環をよくし、筋肉の緊張状態を緩めるのが効果的。

⚠ **注意（禁忌）**

・筋膜性や腰椎の損傷など、急性の痛みはまず医師の診察を受ける。トリートメントは避け、まずは患部を冷やし、患部のジェル塗布のみとする。

・ローズマリー・カンファー、ペパーミント、ヘリクリサムに含まれるケトン類には神経毒性があるため、乳幼児や高齢者、妊娠中、授乳中の使用は控える。

関節リウマチ

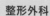

Aroma Recipes

1

アカマツ・ヨーロッパ…3滴
ペパーミント…3滴
ユーカリ・レモン…3滴

2

アカマツ・ヨーロッパ…4滴
ジュニパー…3滴
ウィンターグリーン…2滴

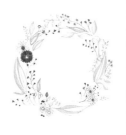

使い方

・関節の痛みがある部位を中心に40分程度、や
さしくトリートメント（上半身または下半身）
する。
・アロマバスを行う。
・痛みの強い関節部分にアロマジェルを1日3回
塗布する。

作用

・抗リウマチ（関節の痛みや炎症を抑える）作
用、鎮痛作用、抗炎症作用、コーチゾン様作
用。

メモ

・原因は遺伝的なもの、自己免疫異常などと考
えられており、関節の炎症が起きている。

⚠ **注意**（禁忌）
・治療中の人は、医師の許可を得てからアロ
マセラピーを行う。
・ウィンターグリーンにはサリチル酸メチル
が含有されているため、アスピリンアレル
ギーのある人は使用しない。
・ペパーミントに含まれるケトン類には神経
毒性があるため、乳幼児や高齢者、妊娠中、
授乳中の使用は控える。

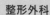

整形外科

関節痛（五十肩、膝関節痛）

Arama Recipes

1

アカマツ・ヨーロッパ…3滴
ジュニパー…3滴
ローレル…3滴

2

ウィンターグリーン…3滴
ユーカリ・レモン…3滴
ローズマリー・カンファー…2滴

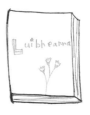

使い方

・痛みのある部分を中心に40分程度、トリートメント（上半身または下半身）する。

・痛みのある関節部分にアロマジェルを1日3回塗布する。

・使いやすい固さに作成したクレイ（施術用粘土）20ｇに対して精油4滴分を混ぜ、ガーゼに乗せて患部に貼る。ガーゼの上にラップをしてテープで止める（クレイの乾燥を防ぐため）。1日4回程度塗布してもよい。

作用

・鎮痛作用、抗炎症作用、筋肉弛緩作用。

メモ

・老化や膝を動かしすぎることで、軟骨同士の摩擦によって骨の変形や痛みが起こる。

> ⚠ **注意（禁忌）**
>
> ・ウィンターグリーンにはサリチル酸メチルが含有されているため、アスピリンアレルギーのある人は使用しない。
>
> ・ローズマリー・カンファーに含まれるケトン類には神経毒性があるため、乳幼児や高齢者、妊娠中、授乳中の使用は控える。

腱鞘炎

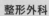

Aroma Recipes

1

ローレル…4滴
ウィンターグリーン…2滴
ペパーミント…2滴

2

ユーカリ・レモン…4滴
ヘリクリサム…2滴
マジョラム…2滴

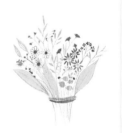

使い方

・痛みのある腱を中心に上肢（手先〜肩）を
　20〜30分程度、トリートメントする。

・痛みのある腱にアロマジェルを1日3回塗布する。

・使いやすい固さに作成したクレイ（施術用粘
　土）20ｇに対して精油4滴分を混ぜ、ガー
　ゼに乗せて患部に貼る。ガーゼの上にラップ
　をしてテープで止める（クレイの乾燥を防ぐ
　ため）。1日4回程度塗布してもよい。

作用

・鎮痛作用、抗炎症作用。

メモ

・腱とそれを覆っている腱鞘の炎症で、手の指
　を酷使することで起こる。

⚠ **注意（禁忌）**

・まずは医師の診察を受け、症状緩和の手助
　けとしてアロマセラピーを施術する。

・ウィンターグリーンにはサリチル酸メチル
　が含有されているため、アスピリンアレル
　ギーのある人は使用しない。

・ペパーミント、ヘリクリサムに含まれるケ
　トン類には神経毒性があるため、乳幼児や
　高齢者、妊娠中、授乳中の使用は控える。

座骨神経痛

Aroma Recipes

1

ペパーミント…3滴
ローレル…3滴
ユーカリ・レモン…2滴
ラベンダー・アングスティフォリア…2滴

2

ウィンターグリーン…3滴
リトセア…3滴
アカマツ・ヨーロッパ…2滴
ローズマリー・カンファー…2滴

3 〈妊娠中に使えるレシピ〉

ローズウッドまたはホーウッド…4滴
ラヴィンツァラ…3滴

使い方

・腰部〜臀部〜下肢（太もも〜足先）を40分程度、トリートメントする。

・腰部〜臀部〜足の付け根にアロマジェルを1日3回塗布する。

・アロマバスの場合は、マジョラムやアカマツ・ヨーロッパなどを数滴垂らすとよい。

作用

・鎮痙攣作用、血行促進作用、鎮痛作用。

メモ

・痛みが激しいときは入浴で血液循環を促すと、痛みが緩和しやすい。

> ⚠ **注意（禁忌）**
>
> ・ウィンターグリーンにはサリチル酸メチルが含有されているため、アスピリンアレルギーのある人は使用しない。
>
> ・ローズマリー・カンファー、ペパーミントに含まれるケトン類には神経毒性があるため、乳幼児や高齢者、妊娠中、授乳中の使用は控える。

筋肉痛

Aroma Recipes

1

アカマツ・ヨーロッパ…3滴
ユーカリ・レモン…3滴
ローズマリー・カンファー…3滴

2

ペパーミント…4滴
ジュニパー…3滴
レモングラス…2滴

3

ウィンターグリーン…4滴
ラベンダー・アングスティフォリア…4滴

4 〈妊娠中に使えるレシピ〉

ローズウッドまたはホーウッド…2滴
ラヴィンツァラ…2滴
レモン…2滴

使い方

・痛みのある部分を中心に40分程度、トリートメント（上半身または下半身）する。

作用

・筋肉弛緩作用、鎮痛作用、抗炎症作用、うっ滞除去作用。

メモ

・筋肉を激しく動かしたために筋繊維が傷つき、修復過程として炎症が起こり、痛みが生じている状態。

> ⚠ **注意（禁忌）**
>
> ・ウィンターグリーンにはサリチル酸メチルが含有されているため、アスピリンアレルギーのある人は使用しない。
> ・ローズマリー・カンファー、ペパーミントに含まれるケトン類には神経毒性があるため、乳幼児や高齢者、妊娠中、授乳中の使用は控える。

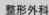
筋萎縮性側索硬化症 (ALS)

Aroma Recipes

1

ウィンターグリーン…3滴
ローズマリー・カンファー…3滴
ヘリクリサム…2滴

2

ジュニパー…3滴
ローレル…3滴
ラベンダー・アングスティフォリア…2滴

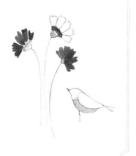

使い方

・筋肉が衰えている部分やむくみがある部分を
中心に15分程度、やさしくトリートメント
する。

作用

・血行促進作用、筋肉拘縮の緩和作用。

メモ

・トリートメント前にホットタオルを当てると
効果的。

⚠ **注意（禁忌）**

・香りが強いときは、滴数を減らし1％濃度
（4〜5滴程度）にするとよい。

・ローズマリー・カンファー、ヘリクリサム
に含まれるケトン類には神経毒性がある
ため、乳幼児や高齢者、妊娠中、授乳中の
使用は控える。

・ウィンターグリーンにはサリチル酸メチル
が含有されているため、アスピリンアレル
ギーのある人は使用しない。

股関節痛

Aroma Recipes

1

ラベンダー・アングスティフォリア…3滴
ユーカリ・レモン…3滴
ローレル…3滴

2

ウィンターグリーン…5滴
レモングラス…3滴

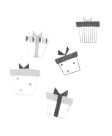

使い方

・腰部〜臀部〜下腹部〜足の付け根を15〜
　20分程度、トリートメントする。
・腰部〜臀部〜下腹部〜足の付け根にアロマ
　ジェルを1日3回塗布する。

作用

・鎮痛作用、抗炎症作用。

メモ

・股関節脱臼の障害や骨折、大腿骨頭の壊死や
　骨折、加齢などにより痛みが生じる。

⚠ **注意（禁忌）**

・ウィンターグリーンにはサリチル酸メチル
　が含有されているため、アスピリンアレル
　ギーのある人は使用しない。
・シトラールを含むレモングラスは経口によ
　り眼圧上昇、前立腺肥大を起こすという報
　告があるため、経皮においても注意する。
・レモングラスに含まれるアルデヒド類には
　皮膚刺激があるため、皮膚が弱い人は注意
　する。

咳（乾性）

1

サイプレス…3滴
ティートゥリー…2滴
アカマツ・ヨーロッパ…1滴

2 〈妊娠中に使えるレシピ〉
ラヴィンツァラ…4滴

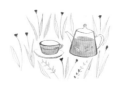

使い方

・蒸気吸入を行う。

・芳香浴を行う。

・胸にアロマジェルを1日3回塗布する。

・背中〜肩、デコルテ、胸の下あたりを15〜20分程度、やさしくトリートメントする。

作用

・鎮咳作用、鎮痙攣作用、抗菌作用、抗ウイルス作用、抗炎症作用。

メモ

・呼吸に関わる筋肉の痙攣で、呼吸時にヒューヒューといった音がするときがある。

・アロマバスでも蒸気吸入の代用になる。

・ティッシュに各精油を1滴ずつ滴下し、マスクに挟んで使用してもよい。

> ⚠ **注意(禁忌)**
>
> ・サイプレスはエストロゲン様作用があるため、女性特有のがん疾患でホルモン治療をされている人、子宮筋腫、乳腺炎、妊娠中の人は使用を控える。

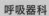
咳（湿性）

Aroma Recipes

1

ユーカリ・ラディアタ…5滴
ティートゥリー…2滴
ペパーミント…2滴

2

ユーカリ・ラディアタ…3滴
ラヴィンツァラ…3滴
ローズマリー・シネオール…3滴

3

〈妊娠中に使えるレシピ〉
ラヴィンツァラ…4滴

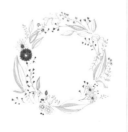

使い方

・蒸気吸入を行う。
・芳香浴を行う。
・胸にアロマジェルを1日3回塗布する。
・背中〜肩、デコルテ、胸の下あたりを15〜20分程度、やさしくトリートメントする。

作用

・抗カタル作用、去痰作用、抗炎症作用、抗菌作用、抗ウイルス作用。

メモ

・湿性の咳とは痰がからむような咳のこと。
・蒸気吸入の代用としてアロマバスでもよい。
・ティッシュに各精油を1滴ずつ滴下し、マスクに挟んで使用してもよい。

> ⚠ **注意 (禁忌)**
>
> ・ペパーミント、ユーカリ・ラディアタは粘膜刺激が強いため、マスク使用時にはティッシュを多めに使用する。
> ・ペパーミント、ローズマリー・シネオールに含まれるケトン類には神経毒性があるため、乳幼児や高齢者、妊娠中、授乳中の使用は控える。

喘息

Aroma Recipes

1

ユーカリ・ラディアタ…5滴
マジョラム…2滴
バジル…2滴

2

ユーカリ・ラディアタ…4滴
マジョラム…2滴
ウィンターグリーン…2滴

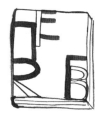

使い方

・胸と背中にアロマジェルを塗布する。
・蒸気吸入を行う。
・芳香浴を行う。

作用

・鎮痙攣作用、交感神経刺激作用。

メモ

・喘息は気道（空気の道）の炎症により、気道が狭くなって起こる。狭くなった気道は自律神経の交感神経により拡張される。
・ジェル塗布時は楽な姿勢で塗布するようにする。

⚠ 注意（禁忌）

・喘息発作時は医療機関（救急外来）を受診することが先である。
・ウィンターグリーンにはサリチル酸メチルが含有されているため、アスピリンアレルギーのある人は使用しない。
・バジルは皮膚刺激が強いため、敏感肌の人は注意する。

気管支炎

Aroma Recipes

1

ユーカリ・ラディアタ…4滴
ローズマリー・シネオール…3滴
アカマツ・ヨーロッパ…2滴

2

ラヴィンツァラ…4滴
ティートゥリー…3滴
サイプレス…2滴

3

ローレル…4滴
ティートゥリー…3滴
シナモン・カッシア…2滴

使い方

・蒸気吸入を行う。
・芳香浴を行う。
・胸にアロマジェルを1日3回塗布する。
・背中〜肩、デコルテ、胸の下あたりを15〜
　20分程度、やさしくトリートメントする。

作用
───
・抗菌作用、抗ウイルス作用、抗炎症作用、鎮
咳作用、去痰作用、抗カタル作用。

メモ
───
・蒸気吸入の代用としてアロマバスでもよい。
・ティッシュに各精油を1滴ずつ滴下し、マス
クに挟んで使用してもよい。

> ⚠ **注意（禁忌）**
>
> ・サイプレスはエストロゲン様作用があるた
> め、女性特有のがん疾患でホルモン治療を
> されている人、子宮筋腫、乳腺炎、妊娠中
> の人は使用を控える。
> ・ローズマリー・シネオールに含まれるケト
> ン類には神経毒性があるため、乳幼児や高
> 齢者、妊娠中、授乳中の使用は控える。ま
> た1ヵ月以上の連続した長期使用も控える。
> ・ティートゥリー、シナモン・カッシアには
> 皮膚刺激があるため注意する。

鼻炎、副鼻腔炎

1

Aroma Recipes

アカマツ・ヨーロッパ…2滴
ペパーミント…2滴
ユーカリ・ラディアタ…2滴

2

ティートゥリー…2滴
ローズウッドまたはホーウッド…2滴
ラヴィンツァラ…2滴

3

〈妊娠中に使えるレシピ〉
ラヴィンツァラ…3滴

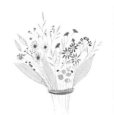

使い方

・鼻を中心に頬骨〜耳の前まで、アロマジェル
　またはアロマオイルを1日3回塗布する。

作用

・抗菌作用、抗ウイルス作用、抗炎症作用、抗
　カタル作用。

メモ

・細菌やウイルスなどが原因で起こる。アレル
　ギー性鼻炎はアレルゲン（ダニ、埃、花粉な
　ど）によって起こる。使用する精油は鼻炎も
　副鼻腔炎も同じでよい。

⚠ **注意（禁忌）**

・ペパーミント、ユーカリ・ラディアタは粘
　膜刺激が強いため、1滴から様子をみなが
　ら使用する。
・ペパーミントに含まれるケトン類には神経
　毒性があるため、乳幼児や高齢者、妊娠中、
　授乳中の使用は控える。

外耳炎

Aroma Recipes

1

ラヴィンツァラ…4滴
ラベンダー・アングスティフォリア…3滴

2

ローズウッドまたはホーウッド…5滴
ユーカリ・ラディアタ…2滴
ユーカリ・レモン…2滴

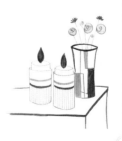

使い方

・耳を中心に顎下まで、アロマジェルまたはアロマオイルを1日3回塗布する。

・耳～首の横～デコルテまでを10分程度、やさしくトリートメントする。

作用

・抗菌作用、抗ウイルス作用、抗炎症作用、鎮痛作用。

メモ

・耳穴より鼓膜までの炎症で耳のかゆみや痛みが起こる。

⚠ 注意（禁忌）

・急性期はまず医療機関を受診する。

・ジェルは耳の入り口のみを綿棒で塗布し、綿棒を奥まで入れ込まないようにする。

・ユーカリ・レモンは皮膚刺激が強いため、敏感肌の人は注意する。

咽頭炎、扁桃炎

Aroma Recipes

1

ティートゥリー … 3滴
ユーカリ・ラディアタ … 2滴
レモン … 2滴

2

ローレル … 3滴
ペパーミント … 2滴
クローブ … 1滴

使い方

・耳の前後～首の横と前～鎖骨を中心に、アロマジェルまたはアロマオイルを1日3回塗布する。

・蒸気吸入をする。

・マグカップにティートゥリーを1～2滴入れ、その上から水を注いだものでうがいする。

・市販のティートゥリーウォーターによるマウスウォッシュでもよい。

作用

・抗菌作用、抗ウイルス作用、抗炎症作用、抗カタル作用、鎮痛作用、免疫強壮作用。

メモ

・咽頭炎も扁桃炎もウイルスや細菌感染で炎症が起き、発熱、嚥下痛、のどの違和感などが生じる。

⚠ **注意（禁忌）**

・クローブは皮膚刺激があるため、敏感肌の人は注意する。
・ペパーミントに含まれるケトン類には神経毒性があるため、乳幼児や高齢者、妊娠中、授乳中の使用は控える。

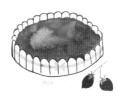

便秘

1

Aroma Recipes

オレンジ・スイート…5滴
アカマツ・ヨーロッパ…2滴
マジョラム…2滴

2 〈妊娠中も使えるレシピ〉
マンダリン…4滴
レモン…3滴
ローズウッドまたはホーウッド…2滴

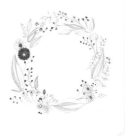

使い方

・みぞおち〜下腹部を中心に腸の走行に沿って、
　10分程度、トリートメントする。
・みぞおち〜下腹部を中心にアロマジェルを1
　日2回塗布する。
・アロマバスを行う。

作用

・腸蠕動運動促進作用、副交感神経刺激作用。

メモ

・トリートメント前に腹部をホットタオルで温
　めると、血液循環が促され腸の動きにもよい。
・ストレスなどで自律神経のバランスが崩れる
　ことによって、便秘が起こることもある。

⚠ 注意（禁忌）
・柑橘系の割合が多いので、肌に合わない場
　合は使用しない。もしくは滴数を減らして
　低濃度にする。

下痢

Aroma Recipes

1

バジル…5滴
シナモン・カッシア…4滴

2

ローレル…6滴
バジル…3滴

3 〈妊娠中に使えるレシピ〉

マンダリン…5滴

使い方

・みぞおち〜下腹部を中心に腸の走行に沿って、
　10分程度、やさしくトリートメントする。
・みぞおち〜下腹部を中心にアロマジェルを1
　日3回塗布する。

作用

・抗菌作用、抗ウイルス作用、鎮痙攣作用。

メモ

・便秘と同様にストレスなどで起こるものや、
　ウイルス、細菌、食中毒、薬の副作用で起こ
　るものなど原因はさまざまである。
・ストレスによるものであれば、ラヴィンツァ
　ラをブレンドしてもよい。

> ⚠ 注意（禁忌）
> ・バジル、シナモン・カッシアは皮膚刺激が
> 　あるため、敏感肌の人は注意する（敏感肌
> 　にはレシピ3がおすすめ）。

鼓腸

Aroma Recipes

1

マジョラム…4滴
レモン…4滴

2

ローレル…4滴
クローブ…2滴

使い方

・みぞおち〜下腹部を腸の走行に沿って、10分程度、トリートメントする。

・みぞおち〜下腹部を腸の走行に沿って、円を描きながらアロマジェルを1日3回塗布する。

作用

・腸蠕動運動促進作用、副交感神経刺激作用。

メモ

・適度な運動もよい。

⚠ **注意（禁忌）**

・クローブは皮膚刺激が強いので、肌に合わないときは使用をやめる。また妊娠中や授乳中も使用しない。

食欲不振

1

グレープフルーツ…4滴
ペパーミント…3滴

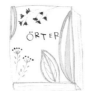
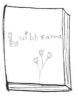

使い方

- ディフューザーによる芳香浴を行う。
- スプレー容器に無水エタノール2ml、レシピの精油を混ぜ、精製水18mlを加えてエアーフレッシュナーとして使用する。
- 背中〜腕前〜デコルテを中心に20分程度、トリートメントする。

作用

- 肝臓強壮作用。

メモ

- 香りを嗅ぐことで食欲不振を改善するので、トリートメントは香りがしっかり届く範囲で行う。
- 精神的なものであれば、好きな香りをブレンドするのもよい。柑橘系がおすすめ。

> ⚠ **注意（禁忌）**
> - ペパーミントに含まれるケトン類には神経毒性があるため、乳幼児や高齢者、妊娠中、授乳中の人への使用は控える。

嘔気、胸焼け、胃もたれ

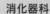

Aroma Recipes

1

レモン…4滴
ペパーミント…3滴

2

レモン…5滴
マジョラム…2滴

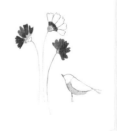

使い方

・ディフューザーによる芳香浴を行う。

・スプレー容器に無水エタノール2ml、レシピの精油を混ぜ、精製水18mlを加えてエアーフレッシュナーとして使用する。

・胸〜腹部を中心に20分程度、やさしくトリートメントする。

作用

・健胃作用、肝臓強壮作用。

メモ

・症状の違いはあるが、精油の選択は同様でよい。

・吐き気が強いときは、ティッシュに各精油を1滴ずつ滴下して嗅ぐとよい。

> ⚠ **注意（禁忌）**
>
> ・ペパーミントに含まれるケトン類には神経毒性があるため、乳幼児や高齢者、妊娠中、授乳中の使用は控える。

肝臓の不調

Aroma Recipes

1

ペパーミント…3滴
ラヴィンツァラ…3滴
レモン…3滴

2

レモン…3滴
ローズマリー・シネオール…3滴
ティートゥリー…2滴

使い方

- ・ディフューザー、またはティッシュ滴下による芳香浴を1日2～3回程度行う。
- ・みぞおち～下腹を中心にアロマジェルを1日3回塗布する。
- ・背中～腰～腹部を中心に40分程度、やさしくトリートメントする。

作用

- ・肝臓強壮作用、肝臓機能調整作用。

メモ

- ・レシピ1、2の精油の中から、自分の香りの好みでブレンドしてもよい。
- ・レシピ2のローズマリー・シネオールはローズマリー・ベルベノンでもよい。

> ⚠ **注意（禁忌）**
>
> ・ペパーミント、ローズマリー・シネオール、ローズマリー・ベルベノンに含まれるケトン類には神経毒性があるため、乳幼児や高齢者、妊娠中、授乳中の使用は控える。

胃痛

Aroma Recipes

1

バジル…4滴
ペパーミント…4滴

2

レモン…5滴
バジル…3滴

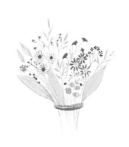

使い方

・みぞおち〜腹部を中心にアロマジェルを1日3回塗布する。
・みぞおち〜下腹部を中心に40分程度、やさしくトリートメントする。

作用

・鎮痙攣作用。

メモ

・胃内壁の筋肉の過剰な痙攣で痛みを感じる。消化管の疾患以外ではストレス、油の多い食べ物などでも胃痛が起こる。

> ⚠ **注意（禁忌）**
> ・ペパーミントに含まれるケトン類には神経毒性があるため、乳幼児や高齢者、妊娠中、授乳中の使用は控える。
> ・バジルは皮膚刺激があるため、敏感肌の人は注意する。

顔面神経麻痺

Aroma Recipes

1

ローレル…3滴
ラベンダー・アングスティフォリア…2滴
ペパーミント…2滴
ユーカリ・レモン…2滴

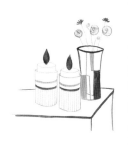

使い方
・耳の横〜首〜デコルテを中心に20分程度、
やさしくトリートメントする。

作用
・鎮痙攣作用、抗ウイルス作用。

メモ
・単純ヘルペスウイルスが関与していると考え
られていて、耳の後ろからの痛み、片側顔面
の筋力低下、麻痺が起きる。

> ⚠ **注意（禁忌）**
>
> ・ペパーミントに含まれるケトン類には神経
> 毒性があるため、乳幼児や高齢者、妊娠中、
> 授乳中の使用は控える。また1ヵ月以上の
> 連続した長期使用も控える。
> ・ユーカリ・レモンは皮膚刺激があるため、
> 敏感肌の人は注意する。

認知症

Aroma Recipes

1 〈朝用レシピ〉
レモン…4滴
ローズマリー・カンファー…4滴

2 〈朝用レシピ〉
レモン…4滴
ユーカリ・ラディアタ…4滴

3 〈朝用レシピ〉
シナモン・カッシア…3滴
ローズマリー・シネオール…4滴

4 〈夜用レシピ〉
オレンジ・スイート…5滴
ラベンダー・アングスティフォリア…3滴

5 〈夜用レシピ〉
マンダリン…4滴
ラヴィンツァラ…4滴

使い方
- 午前に1回、午後に1回、1日2回の芳香浴を行う。
- 背中〜上肢を中心に30〜40分程度、やさしくトリートメントする。
- アロマバスを行う。

作用
- 朝：交感神経刺激作用、自律神経調整作用。
- 夜：副交感神経刺激作用、誘眠作用。

メモ
- ローズマリー・カンファーはローズマリー・シネオールでもよい。

> ⚠ **注意（禁忌）**
> - ローズマリー・カンファー、ローズマリー・シネオールに含まれるケトン類には神経毒性があるため、乳幼児や高齢者、妊娠中、授乳中の使用は控える。
> - シナモン・カッシアは皮膚刺激が強いため、敏感肌の人は注意する。

脳卒中後の手足の拘縮

Aroma Recipes

1

ジュニパー…4滴
ペパーミント…4滴
ラベンダー・アングスティフォリア…3滴

2

ローズマリー・カンファー…4滴
ローレル…4滴
ジュニパー…3滴

使い方
・拘縮している部分を10〜15分程度、やさしくトリートメントする。

作用
・筋肉弛緩作用、血行促進作用。

メモ
・拘縮している手などは、やさしく指を広げるようにしてトリートメントするとよい。

> ⚠ **注意（禁忌）**
> ・ペパーミント、ローズマリー・カンファーに含まれるケトン類には神経毒性があるため、乳幼児や高齢者、妊娠中、授乳中の使用は控える。

にきび

Aroma Recipes

1

ティートゥリー…5滴
ラベンダー・アングスティフォリア…4滴

2

ローズウッドまたはホーウッド…4滴
ゼラニウム…2滴
パルマローザ…2滴

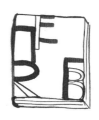

使い方

・患部にアロマジェルまたはアロマオイルを1
　日3回程度塗布する。

作用

・抗菌作用、抗炎症作用、収斂作用。

メモ

・ティートゥリーのみのジェル使用でもよい。
　その際はジェル20gに対して5〜6滴。皮
　膚刺激があるため、肌に合わない場合はよく
　洗浄し使用を中断する。

・炎症がひどい場合はレシピ2にラベンダー・
　アングスティフォリアを1滴加えてもよい。

> ⚠ 注意（禁忌）
> ・ティートゥリーは皮膚刺激があるため、敏
> 　感肌の人は注意する。

アトピー性皮膚炎

Aroma Recipes

1

カモミール・ジャーマン … 4滴
ラベンダー・アングスティフォリア … 4滴

2

カモミール・ジャーマン … 4滴
ゼラニウム … 3滴
ローズウッドまたはホーウッド … 2滴

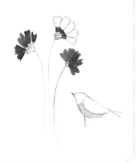

使い方 ────────────────

・患部にアロマジェルを1日3回塗布する。

・就寝前にかゆみが強い場合に、アロマジェル
を塗布する。

作用 ──────────────────

・鎮掻痒症作用、抗ヒスタミン作用、瘢痕形成
作用。

メモ ──────────────────

・月見草オイルのみの塗布でも有用性が報告さ
れている。

⚠ **注意（禁忌）**

・香りがきつく感じるときは、市販の月見草
オイルのみで使用してみる。

水虫（真菌）

Aroma Recipes

1

パルマローザ…4滴
ティートゥリー…4滴
ローズウッドまたはホーウッド…4滴

2 〈妊娠中に使えるレシピ〉

ティートゥリー…4滴
ゼラニウム…4滴
ローズウッドまたはホーウッド…4滴

3 〈妊娠中に使えるレシピ〉

ティートゥリー…5滴
ローズウッドまたはホーウッド…5滴

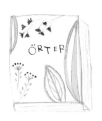

ÖRTER

使い方

・患部にアロマジェルを1日2回塗布する。そのうちの1回は風呂上がりに塗布する。

作用

・抗真菌作用。

メモ

・ジェル塗布前は患部をきれいに洗浄する。

・爪白癬がある場合は爪にもジェルを塗布する。

> ⚠ **注意(禁忌)**
> ・パルマローザには陣痛促進作用があるため、妊娠中は使用を控える。

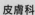
褥瘡／床ずれ
（じょく そう）

Aroma Recipes

1

ラベンダー・アングスティフォリア … 4滴
ティートゥリー … 4滴

2

ミルラ … 5〜6滴

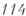

使い方

・患部を洗浄後、アロマジェルを1日2回塗布する。

作用

・抗菌作用、細胞成長作用、抗炎症作用、うっ滞除去作用。

メモ

・ジェル塗布前は患部をきれいに洗浄する。洗浄に市販のティートゥリーウォーターを使用するのもよい。

・レシピ2のミルラにティートゥリーを2滴加えてもよい。

⚠️ **注意（禁忌）**

・ラベンダー・アングスティフォリアは血圧降下作用があるため、香りが強いようであればレシピ1では滴数を減らし、代わりにティートゥリーの滴数を増やす。

・ティートゥリーは皮膚刺激があるため、患部のみに塗布する。

火傷

Arama Recipes

1

ラベンダー・アングスティフォリア … 4滴
ティートゥリー … 4滴

2

ラベンダー・アングスティフォリア … 5滴
ヘリクリサム … 3滴

3

ラベンダー・アングスティフォリア … 4滴
ゼラニウム … 2滴
ローレル … 2滴

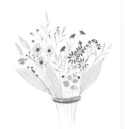

使い方

・患部にアロマジェルを1日3回塗布する。

作用

・抗炎症作用、細胞成長作用、鎮痛作用。

メモ

・火傷の直後は流水で冷却する。

・浸出液が出てひどいとき、妊娠中は市販の
　ローズヒップオイルのみを塗布する。

⚠ **注意（禁忌）**

・塗布後に頭痛などが起こる場合は、ラベン
　ダー・アングスティフォリアを1滴減らす
　か、ローズヒップオイルを塗布する。

口唇ヘルペス

Aroma Recipes

1

ティートゥリー…1滴

使い方

・綿棒に精油を1滴垂らし、患部に塗布する（原液塗布）。

作用

・抗ウイルス作用、鎮痛作用。

メモ

・単純ヘルペスウイルスが原因で起こる。

⚠ **注意（禁忌）**

・皮膚刺激があるため、患部のみに塗布する。
・早期に塗布したほうが有効性が高い（ヘルペスのむずむず感を感じたら、早めに塗布する）。
・状態変化がない場合は、すぐ医師にかかる。

打撲

Aroma Recipes

1

ヘリクリサム…4滴
ラベンダー・アングスティフォリア…4滴
ペパーミント…3滴
ユーカリ・レモン…3滴

使い方

・患部にアロマジェルを1日2回塗布する。

作用

・血液凝固阻止作用、血腫抑制作用、鎮痛作用、抗炎症作用、うっ滞除去作用。

メモ

・打撲直後にジェルを塗布すると有用性が高い。

⚠ **注意（禁忌）**

・ヘリクリサム、ペパーミントに含まれるケトン類には神経毒性があるため、乳幼児や高齢者、妊娠中、授乳中の使用は控え、敏感肌の人も注意する。打撲が治ったら使用を中止する。

皮膚の炎症

Aroma Recipes

1

ラベンダー・アングスティフォリア … 2滴
ユーカリ・レモン … 2滴
ティートゥリー … 2滴

使い方

・患部にアロマジェルを1日2回塗布する。
・ホホバオイルまたはローズヒップオイル 20mlに精油を混ぜ、患部に1日2回塗布する。

作用

・抗菌作用、抗真菌作用、抗炎症作用、鎮痛作用。

メモ

・虫刺されでかきすぎた皮膚や蜂窩織炎などの炎症。

糖尿病

1

アカマツ・ヨーロッパ
ゼラニウム
ローズマリー・シネオール

使い方

・レシピの精油いずれかを3滴使用したアロマ
　オイルで、上半身か下半身を40分程度、ト
　リートメントする。
・アロマバスを行う（レシピの精油から好みの
　香りを選んで、合計5滴となるようにする）。

作用

・副交感神経刺激作用。

メモ

・ローズマリー・シネオールはローズマリー・
　ベルベノンでもよい。

内分泌科

甲状腺の不調

Aroma Recipes

1 〈亢進症用レシピ〉
ミルラ…2滴
マジョラム…4滴

2 〈低下症用レシピ〉
クローブ…3滴

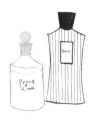

使い方

・上半身を中心に40分程度、トリートメント
　する。
・ディフューザー、またはティッシュ滴下によ
　る芳香浴を行う。

作用

・甲状腺ホルモン調整作用。

メモ

・レシピ2でクローブの香りが強い場合は、柑
　橘系をブレンドする（合計8滴までになるよ
　うに）。柑橘系はレモン、グレープフルーツ、
　オレンジがよい。

⚠ **注意（禁忌）**

・クローブの皮膚刺激が強い場合は滴数を減
　らすか、芳香浴に切り替える。また、クロー
　ブの妊娠中の使用は控える。

月経前緊張症（イライラ）

Aroma Recipes

1

ローズウッドまたはホーウッド…3滴
オレンジ・スイート…5滴

2

ローズウッド…3滴
マンダリン…5滴

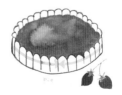

使い方

・上半身か下半身を中心に40分程度、トリートメントする。

・ディフューザー、またはティッシュ滴下による芳香浴を行う。

・スプレー容器に無水エタノール2ml、レシピの精油を混ぜ、精製水18mlを加えてエアーフレッシュナーとして使用する。

作用

・自律神経調整作用。

メモ

・月経前のホルモンの変動が原因ではないかとされるが、レシピでは自律神経症状に対するアロマセラピーである。

月経不順

Aroma Recipes

1

クラリセージ…3滴
ローズウッドまたはホーウッド…5滴

2

サイプレス…4滴
ローズウッドまたはホーウッド…3滴
シダー…2滴

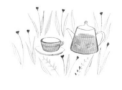

使い方

・下腹部にアロマジェルを1日2回塗布する。

・下腹部を20分程度、やさしくトリートメントする。

・ディフューザー、またはティッシュ滴下による芳香浴を行う。

・アロマバスを行う。

作用

・エストロゲン様作用。

メモ

・月経がきたら使用をやめ、月経が終わったら開始する。

⚠ **注意（禁忌）**

・サイプレス、シダーにはエストロゲン様作用があるため、女性特有のがん疾患でホルモン治療をしている人、子宮筋腫、乳腺炎の人は使用を控える。

月経困難 (月経痛)

Aroma Recipes

1

バジル…3滴
ローレル…3滴
イランイラン…2滴

2

ローレル…4滴
クラリセージ…3滴
ラベンダー・アングスティフォリア…2滴

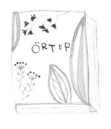

使い方

・下腹部にアロマジェルを1日2回塗布する。

・腰部〜腹部を10〜15分程度、やさしくなでるようにトリートメントする。

作用

・鎮痙攣作用、鎮痛作用。

メモ

・月経時に子宮内膜から発痛物質が分泌され、子宮筋を過剰に収縮させるため、痛みが起こる。

・イランイランの香りは好みが極端であるため気を付ける。

⚠ **注意（禁忌）**

・低血圧（上が100mmHg以下）の人はクラリセージ、イランイランの量を少なめに使用する（1滴程度）。副交感神経が優位になり血圧低下が起こるため。

・バジルは皮膚刺激があるため、敏感肌の人は注意する。

更年期障害

Aroma Recipes

1 〈ホットフラッシュ・多汗用レシピ〉
サイプレス…4滴
ペパーミント…3滴
ローレル…3滴

2 〈精神的イライラ用レシピ〉
ローズウッドまたはホーウッド…4滴
ゼラニウム…3滴
クラリセージ…2滴
ラベンダー・アングスティフォリア…2滴

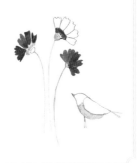

使い方

・上半身か下半身、または全身を40分程度、やさしくトリートメントする。
・ディフューザー、またはティッシュ滴下による芳香浴を行う。

作用

・エストロゲン様作用、自律神経調整作用、副交感神経優位作用、ペパーミントの冷却作用（ホットフラッシュ）。

メモ

・閉経前後は卵巣機能が衰えはじめ、女性ホルモンの状態が激しく変化するため、心身が不安定になる。

> ⚠ **注意（禁忌）**
>
> ・低血圧（上が100mmHg以下）の人はラベンダー・アングスティフォリアの量を少なめに使用する（1滴程度）。
> ・サイプレス、クラリセージはエストロゲン様作用があるため、女性特有のがん疾患でホルモン治療をしている人、子宮筋腫の人は使用を控える。

膣炎

Aroma Recipes

1

ティートゥリー…4滴
ローズウッドまたはホーウッド…4滴

使い方

・患部にアロマジェルを1日3回塗布する。
・座浴または半身浴によるアロマバスを行う
（同じ滴数でよい）。

作用

・抗菌作用、抗真菌作用、抗炎症作用。

メモ

・綿棒を使用し、膣入口のみにジェル塗布する。
　膣の奥には入れない。

⚠ **注意（禁忌）**
・妊娠中は医師の許可を得てから使用する。

つわり（悪阻）

Aroma Recipes

> 1
> レモン

使い方

- ディフューザー、またはティッシュ滴下による芳香浴を行う。
- ティッシュ滴下の場合は1回3滴、1日1～2回を目安に行う。

作用

- 健胃作用。

メモ

- 個人差はあるが、つわりは一般的に妊娠6～11週ごろまで続く。
- 妊娠初期のアロマセラピーは基本的には芳香浴のみにする。
- レモンの香りが強く感じる場合は、オレンジ・スイートでもよい。

⚠ **注意（禁忌）**
- 香りが強すぎる場合は、滴数を減らす。

陣痛

1

ラベンダー・アングスティフォリア … 5滴

使い方

・痛みがあるときは背部〜腰部にかけてのオイルトリートメントを、側臥位または座位にて行う。

作用

・鎮痛作用、鎮静作用。

メモ

・ラベンダー・アングスティフォリアに限らず、好みの香りで芳香浴するのもよい。
・柑橘系のオレンジ・スイートなどをブレンドするのもよい。

⚠ 注意（禁忌）

・香りで嘔気などが強くなる場合は、ホホバオイルのみでもよい。

分娩中パニック

Aroma Recipes

1

ラベンダー・アングスティフォリア…3滴

使い方

・お湯を入れた洗面器に精油を加え、タオルを
  浸して絞り、ホットタオルを作る。顔にホッ
  トタオルを一瞬かける。

作用

・鎮静作用。

メモ

・ホットタオルにしっかり香りを染み込ませて
  使用する。

⚠ 注意（禁忌）

・分娩中のアロマセラピーは必ず産婦人科医
  の許可をもらうこと。

産後うつ

Aroma Recipes

1

オレンジ・スイート…5滴
ラベンダー・アングスティフォリア…3滴

2

グレープフルーツ…5滴
ローズウッドまたはホーウッド…3滴

3

オレンジ・スイート…5滴
ローレル…3滴

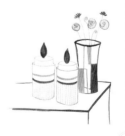

使い方

・下半身か上半身を30分程度、やさしくトリートメントする。

・足や腕などの部位を30分程度、やさしくトリートメントする。

・ディフューザー、またはティッシュ滴下による芳香浴を行う。

作用

・鎮静作用、抗不安作用、神経強壮作用。

メモ

・分娩後はホルモンがダイナミックに変化するため、分娩数週間後から数ヵ月、不安、悲しみ、イライラなどの精神障害が起こる。

⚠ 注意（禁忌）

・トリートメント時の体位に気を付ける。帝王切開をした人や乳房のはりが強い場合はうつ伏せになれないので横向きに。普通分娩の場合、産後すぐのトリートメントは可能。

産後のむくみ

Aroma Recipes

1

レモン…5滴
サイプレス…3滴

使い方

・下半身全体やむくみのある膝下などを中心に
　30〜40分程度、トリートメントする。

作用

・うっ滞除去作用、静脈強壮作用、エストロゲ
　ン様作用。

メモ

・サイプレスの代用としてシダーウッドでもよ
　い。

⚠ **注意（禁忌）**

・トリートメント時の体位に気を付ける。帝
　王切開をした人はうつ伏せになれないの
　で横向きに。普通分娩の場合、産後すぐの
　トリートメントは可能。ただし、乳房が張
　り出したら横向きで行う。

子宮体がん術後のリンパ浮腫

Aroma Recipes

1

アカマツ・ヨーロッパ…4滴
グレープフルーツ…4滴
ジュニパー…4滴
レモン…4滴

使い方

・下半身全体やむくみのある膝下などを中心に
　40分程度、トリートメントする。

作用

・うっ滞除去作用、静脈強壮作用。

メモ

・リンパ節切除をしているそ径（内ももの付け
　根）方向への軽擦はせず、腸骨（骨盤の出っ
　張り）の方向に流す。

⚠ **注意（禁忌）**

・むくみによく使うサイプレスはエストロゲ
　ン様作用があるため使わない（子宮体がん
　の人はホルモンを止める薬を内服してい
　る可能性があるため）。

子宮頸がん術後のリンパ浮腫

Aroma Recipes

1

グレープフルーツ…4滴
サイプレス…4滴
ジュニパー…4滴
レモン…4滴

使い方

・下肢（腸骨〜足指）を中心に40分程度、トリートメントする。

作用

・うっ滞除去作用、静脈強壮作用。

メモ

・子宮頸がんは女性特有のがんであるが、エストロゲン依存型のがんではなく、ヒトパピローマウイルスが原因なので、エストロゲン様作用のあるサイプレスを使用してもよい。

・リンパ節切除をしているそ径（内ももの付け根）方向への軽擦はせず、腸骨（骨盤の出っ張り）の方向に流す。

乳がん術後のリンパ浮腫

Aroma Recipes

1

アカマツ・ヨーロッパ…4滴
グレープフルーツ…4滴
ジュニパー…4滴
ローズウッドまたはホーウッド…4滴

使い方
・上半身を中心に40分程度、トリートメントする。

作用
・うっ滞除去作用、静脈強壮作用。

メモ
・リンパ節切除をしている側の腋窩（わき）方向への軽擦はせず、肩先の方向に流す。

> ⚠ **注意（禁忌）**
> ・サイプレスはエストロゲン様作用があるため、使用を控える。

乳腺炎

Aroma Recipes

1

ティートゥリー … 2滴
ユーカリ・レモン … 2滴
ローレル … 2滴

使い方

・乳房全体にアロマジェルを1日3回塗布する。

作用

・抗菌作用、抗炎症作用、鎮痛作用。

メモ

・痛みや熱感がひどい場合は、ペパーミント入りの冷水に浸して絞った冷たいタオルでアイシングした後にジェル塗布を行う。

⚠ 注意（禁忌）

・授乳があるため、乳頭以外に塗布すること。
・アロマジェル塗布前に搾乳を行っておくこと。
・急性期からのアロマセラピー導入については、医師の許可を得ること。

乳首のひび割れ

Aroma Recipes

1

ゼラニウム … 2滴
ティートゥリー … 2滴
ローレル … 1滴

使い方
- 患部にアロマジェルを1日3回塗布する（3回までを厳守）。

作用
- 抗炎症作用、瘢痕形成作用。

メモ
- ゼラニウムをラベンダー・アングスティフォリアに替えてもよい。

⚠️ **注意（禁忌）**
- 授乳はジェルをやさしく拭き取ってから行う。

乳汁分泌不足

Aroma Recipes

1

レモン…3滴
ローズウッドまたはホーウッド…3滴
レモングラス…1滴

使い方

・授乳後に背部〜デコルテ〜乳房を中心に、1日
  3回30分程度、やさしくトリートメントする。

作用

・神経強壮作用、血管拡張作用。

メモ

・精神的不安が原因となる場合が多く、自律神
  経へのアプローチと血液循環を促進させる。
・乳房トリートメント前はホットタオルを当て
  るのもよい。

⚠ **注意（禁忌）**

・トリートメントは授乳後に行い、トリートメ
  ント後はオイルをホットタオルで拭き取る。
・レモングラスは皮膚刺激があるため、敏感肌
  の人は注意する。

不妊症

Aroma Recipes

1

ローズウッドまたはホーウッド … 6滴
クラリセージ … 4滴

使い方
- 下腹部にアロマジェルを1日3回塗布する。

作用
- エストロゲン様作用、自律神経調整作用。

メモ
- 妊活中は妊娠のことばかりを考えて、無意識にストレスを抱えてしまうことが多いため、精神が安定するように好きな香りを芳香してもよい。
- 不妊症の原因はさまざまだが、このレシピはエストロゲン低下の排卵障害に対するものである。

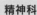
不眠

Aroma Recipes

1

ラヴィンツァラ … 6滴

2 〈芳香浴用レシピ〉
オレンジ・スイート … 5滴
マジョラム … 3滴

3 〈小児用レシピ〉
マンダリン … 6滴まで
（芳香浴またはアロマバスのみ）

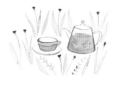

使い方

・ディフューザー、またはティッシュ滴下による芳香浴を行う。
・アロマバスを行う。
・上半身を40分程度、トリートメントする。

作用

・誘眠作用、鎮静作用。

メモ

・夕食後のハンドトリートメントもよい。

⚠ **注意（禁忌）**

・小児のアロマバスでは、入浴中に眠くなることがあるので目を離さないこと。

自律神経失調症

Aroma Recipes

1

オレンジ・スイート…4滴
ローズウッドまたはホーウッド…4滴
ローレル…4滴

2

マンダリン…5滴
ローズウッドまたはホーウッド…4滴
マジョラム…3滴

3

オレンジ・スイート…5滴
ラヴィンツァラ…4滴
ラベンダー・アングスティフォリア…3滴

使い方

- ディフューザー、またはティッシュ滴下による芳香浴を1日2〜3回程度行う。
- 上半身または下半身に40分程度、トリートメントする。

作用

- 神経強壮作用、鎮静作用、抗不安作用、誘眠作用。

メモ

- ストレス、ホルモンバランスの乱れ、不規則な生活などさまざまな原因で起こる。症状は身体的症状と精神的症状があるが、ここでは精神的なイライラ、不安、不眠、集中力低下などの精神症状を緩和するレシピとなっている。

⚠️ **注意（禁忌）**

- 低血圧（上が100mmHg以下）の人はラベンダー・アングスティフォリアで頭痛、嘔気が起こる可能性があるため、滴数を減らし、代わりにオレンジ・スイートかラヴィンツァラを増やす。

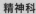
パニック発作

Aroma Recipes

1

イランイラン

オレンジ・スイート

マジョラム

ラヴィンツァラ

ローズウッドまたはホーウッド

ローレル

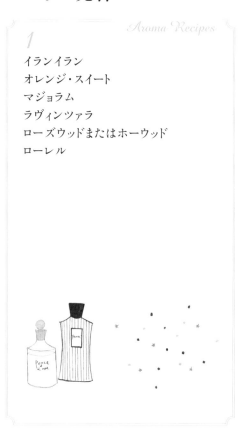

使い方

・レシピの精油から好みの香りを1〜2種類選んで、ティッシュやハンカチに1〜2滴滴下して持ち歩く。

・レシピの精油から好みの香りを1〜2種類選んで、ディフューザーによる芳香浴を行う。

作用

・鎮静作用、抗不安作用。

メモ

・パニック発作は突然の動悸、息切れなどを起こしてしまう。そのため患者本人に「精油には、心拍や呼吸を落ち着かせ、調整してくれる成分が含有されている」と説明しておくとよい。

⚠ **注意（禁忌）**

・周囲の人のことを考えて、香りを強くしすぎないようにする。

躁うつ病

1

オレンジ・スイート
マジョラム
マンダリン
ラヴィンツァラ
ラベンダー・アングスティフォリア
ローズウッドまたはホーウッド

使い方

・就寝時、レシピの精油の中から好みの香りを
2〜3種類選び、合計5〜7滴になるようにし
てディフューザーによる芳香浴を行う。また
は、ティッシュに滴下して枕元に置いて寝る。

・両手を10分程度、やさしくトリートメント
する（植物油20mlにレシピの精油の中から
好みの香りを2〜3種類選び、合計6〜8滴
混ぜる）。

・ハンドクリームを作り、ハンドトリートメン
トを行う（ハンドクリームは、シアバター
20gにレシピの精油の中から好みの香りを2
〜3種類選び、合計6〜8滴混ぜて作る）。

作用
・自律神経調整作用、鎮静作用、抗不安作用、
神経強壮作用。

メモ
・深呼吸をしながら、ゆっくりと香りを嗅ぐこ
とで、リラックスしたり気分を明るくしたり
することを助ける。

⚠ **注意(禁忌)**
・体調によって好きな香りでも受け付けない
ときがあるので、その場合は別の精油に替
える。

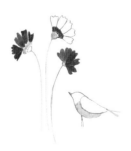

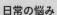
肩こり

Aroma Recipes

1

ラベンダー・アングスティフォリア…4滴
ローズマリー・カンファー…4滴
レモングラス…2滴

2

ローズウッドまたはホーウッド…5滴
ジュニパー…4滴
レモングラス…2滴

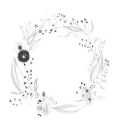

使い方

・上半身を40分程度、やさしくトリートメントする。

作用

・筋肉弛緩作用、鎮痛作用、血管拡張作用。

メモ

・香りが好みでない場合は、レモンを2滴ほどプラスするとマイルドになる。

> ⚠ **注意（禁忌）**
>
> ・ローズマリー・カンファーに含まれるケトン類には神経毒性があるため、乳幼児や高齢者、妊娠中、授乳中の使用は控える。
> ・レモングラスは皮膚刺激があるため、敏感肌の人は注意する。
> ・ラベンダー・アングスティフォリアの香りがきつく感じられる場合は滴数を減らす。

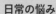
頭痛（片頭痛）

Aroma Recipes

1

サイプレス…3滴

ペパーミント…3滴

ローズウッドまたはホーウッド…3滴

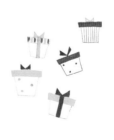

使い方
・芳香浴を行う（ティッシュ滴下でもよい）。
・こめかみ、額にアロマジェルを塗布する。

作用
・鎮痛作用、血管収縮作用。

メモ
・肩こり由来の場合は、血管拡張作用のある肩こりのレシピ（154ページ）を使用する。
・片頭痛由来の場合は、血管収縮作用のある精油を使用する。

> ⚠ **注意（禁忌）**
> ・ペパーミントに含まれるケトン類には神経毒性があるため、乳幼児や高齢者、妊娠中、授乳中の使用は控える。
> ・サイプレスはエストロゲン様作用があるため、女性特有のがん疾患でホルモン治療をされている人、子宮筋腫、乳腺炎、妊娠中の人は使用を控える。

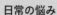

日常の悩み

眼精疲労

Aroma Recipes

1

マジョラム…2滴
ラベンダー・アングスティフォリア…2滴

2 〈妊娠中に使えるレシピ〉
ローズウッドまたはホーウッド…2滴
マンダリン…1滴

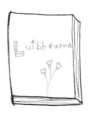

158

使い方

・お湯を入れた洗面器に精油を加え、タオルを
　浸して絞り、ホットタオルを作る。ホットタ
　オルを目の上に10分程度当てる。タオルが
　冷めてきたら交換する。

・市販のラベンダーウォーターをティッシュ１、
　２枚に染み込ませ、アイマスクをする。

作用

・鎮痛作用、血行促進作用。

メモ

・香りが強い場合は各１滴に減らし、さらにレ
　モンを１滴加えるとよい。

⚠ 注意（禁忌）

・香りが強く感じられる場合は精油の滴数を
　減らす。

・低血圧（上が100mmHg以下）の人はラ
　ベンダー・アングスティフォリアで頭痛、
　嘔気が起こる可能性があるため注意する
　（ラベンダーウォーターのアイマスクは使
　用可）。

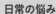
食欲コントロール（肥満予防）

Aroma Recipes

1

グレープフルーツ…6滴
ペパーミント…3滴

2

グレープフルーツ…5滴
ローズマリー・カンファー…3滴

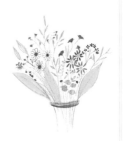

使い方

・レシピ1でディフューザー、またはティッシュ滴下による芳香浴を行う。

・レシピ2で上半身または上肢を中心に40分程度、トリートメントを行う。香りが強い場合はローズマリー・カンファー1滴、グレープフルーツ7滴にする。

作用

・脂肪溶解作用、胆汁分泌促進作用。

メモ

・ラットを用いた嗅覚刺激と自律神経および生理機能に与える影響の研究において、脂肪分解、熱産生の亢進、血圧上昇、食事摂食量と体重の減少という結果が得られている。

> ⚠ **注意（禁忌）**
>
> ・ローズマリー・カンファーに含まれるケトン類には神経毒性があるため、乳幼児や高齢者、妊娠中、授乳中の使用は控える。

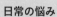
足のむくみ

Aroma Recipes

1

レモン…4滴
サイプレス…4滴

2

グレープフルーツ…4滴
ジュニパー…4滴

3

レモン…4滴
アカマツ・ヨーロッパ…4滴

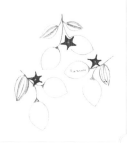

・下半身を中心に40分程度、トリートメントを行う。

・レシピ1で香りが強い場合は、サイプレスの滴数を減らし、レモンの滴数を増やす。

作用

・うっ滞除去作用、腎臓刺激作用、静脈強壮作用。

メモ

・いずれのレシピも香りが強い場合は、柑橘系を多めにする。

⚠ **注意（禁忌）**

・サイプレスはエストロゲン様作用があるため、女性特有のがん疾患でホルモン治療をされている人、子宮筋腫、乳腺炎、妊娠中の人は使用を控える。

・透析患者の人はジュニパーが使えないため、レシピ2は控える。

風邪

Aroma Recipes

1

ユーカリ・ラディアタ　3滴
ティートゥリー　2滴
ローズウッドまたはホーウッド　2滴

2

ラヴィンツァラ　3滴
ティートゥリー　2滴
レモン　2滴

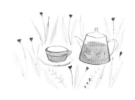

- ・ディフューザー、またはティッシュ滴下による芳香浴を1日3回行う。
- ・蒸気吸入を1日3回行う。
- ・咳が出るときには、胸を中心にアロマジェルを1日3回塗布する。

- ・抗菌作用、抗ウイルス作用、抗カタル作用、去痰作用、免疫強壮作用。

- ・急性期の発熱がある場合はアロマには頼らないこと。予防や回復期に使用するとよい。

> ⚠ **注意（禁忌）**
> ・ティートゥリーは皮膚刺激があるため、ジェル塗布の際に敏感肌の人は注意する。

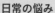
薄毛、抜け毛

Aroma Recipes

1

ローズマリー・シネオール…3滴
ペパーミント…3滴
ラベンダー・アングスティフォリア…3滴
レモン…3滴
ローズウッドまたはホーウッド…2滴

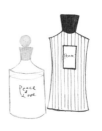

使い方

・洗髪後、清潔にした頭皮にアロマジェルを擦り込む。

作用

・血行促進作用、細胞成長作用、収斂作用。

⚠ **注意（禁忌）**

・ローズマリー・シネオールとペパーミントに含まれるケトン類には神経毒性があるため、乳幼児や高齢者、妊娠中、授乳中の使用は控える。

発達障害の子どものパニック

Aroma Recipes

1

マンダリン…3滴
ラヴィンツァラ…2滴

2

オレンジ・スイート…3滴
ローズウッドまたはホーウッド…2滴

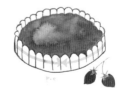

使い方

・ディフューザー、またはティッシュ滴下による芳香浴を行う。
・アロマバスを行う。
・手のひらや手の甲などを中心に10分程度、やさしくトリートメントする。

作用

・神経強壮作用、抗不安作用、鎮静作用。

メモ

・発達障害やアスペルガーの子どもは感覚器の障害があるので、嗅覚障害がある場合はホホバオイルによるマッサージだけでもよい。
・マンダリンとオレンジ・スイートは入れ替えてもよい。

> ⚠ **注意（禁忌）**
> ・香りが強いと感じる場合は滴数を減らす。

赤ちゃんのスキンケア

Aroma Recipes

1
ホホバオイル

使い方

・乾燥している部分にホホバオイルを塗布する。

作用

・皮脂の調整作用、保湿作用。

メモ

・乳児（1歳未満）は皮膚が大人の半分の薄さ
で敏感である一方、汗腺は大人と同じ数があ
るのでよく汗をかく。精油は使わずホホバオ
イルのみでケアするのがよい。

> ⚠ **注意（禁忌）**
>
> ・1歳未満までは精油は使用しない。どうし
> ても香りが欲しい場合は、芳香浴（ママの
> リラックスのため）のみ行う。

夜泣き

1

マンダリン…5滴以内

使い方

・ディフューザー、またはティッシュ滴下による芳香浴を行う。
・アロマバスを行う（3歳以上、精油は1〜3滴以内に）。

作用

・抗不安作用、自律神経調整作用。

⚠ 注意（禁忌）

・風呂で幼児が寝ないように注意する。

おねしょ

Aroma Recipes

1

マンダリン … 3滴
マジョラム … 1滴

・手足を中心に5分程度、やさしくトリートメントを行う。
・枕元でディフューザー、またはティッシュ滴下による芳香浴を行う。

・自律神経調整作用。

・5歳以上になっても、寝ている間におもらしをしてしまうのは、臓器そのものが原因の場合もあるが、生活環境、精神的なケースもある。ここでは精神面に対するレシピ。

口腔内の殺菌

Aroma Recipes

1

市販のティートゥリーウォーター

使い方

・ティートゥリーウォーターをスプレー容器に
入れ口腔内に噴霧するか、ガーゼまたは綿棒
に染み込ませて口腔内を拭く。

・うがいができる場合は、ティートゥリー
ウォーターによるうがいでもよい。

作用

・抗菌作用、抗真菌作用、口臭予防作用。

メモ

・ティートゥリーの精油を精製水かミネラル
ウォーターで希釈したものでも代用できる。
その場合は、水100mlに1滴の割合で使用する。

・ティートゥリーウォーターの代わりにタイム
ウォーター、ペパーミントウォーターでもよい。

⚠ **注意（禁忌）**

・誤飲にはくれぐれも注意する。

高齢者のむくみ（廃用性浮腫）

1

レモン…4滴
サイプレス…4滴

2

ジュニパー…4滴
レモン…4滴

使い方

・下半身を中心に30分程度、やさしくトリートメントを行う。

作用

・腎臓刺激作用、静脈強壮作用、うっ滞除去作用、血行促進作用。

メモ

・車椅子のままトリートメントする場合は、膝から下までとする。

・ウッディ系の香りが好きな人は、レモンをアカマツ・ヨーロッパに替えてもよい。逆に苦手な場合は柑橘系のレモンの滴数を増やす。

> ⚠ **注意（禁忌）**
>
> ・高齢者は筋肉、脂肪が少ないので、トリートメントの際は圧加減を聞きながら行う。

介護の現場（部屋の芳香）

Aroma Recipes

1

ティートゥリー…3滴
ローズウッドまたはホーウッド…3滴

使い方

・ディフューザー、またはティッシュ滴下による芳香浴を1日3回程度行う（精油の滴数はディフューザーによる）。

作用

・抗菌作用、抗ウイルス作用、神経強壮作用。

メモ

・部屋の広さやディフューザーで精油の滴数は変わる。ティッシュ滴下は通常1〜2滴だが、部屋全体に香りを広げたい場合は6滴まで。

・認知症の場合、104ページのレシピを参考にするとよい。

・個人の好きな香りにしてよいが、柑橘系の割合を多くするとよい。

介護の現場 (トイレ)

Aroma Recipes

1

ティートゥリー…5滴
レモン…3滴

使い方

・スプレー容器に無水エタノール2ml、レシピ
　の精油を混ぜ、精製水18mlを加えてエアー
　フレッシュナーとして使用する。
・ディフューザー（管理しやすいコンパクトな
　セラミック製がよい）による芳香浴を1日3
　回程度行う（精油の滴数はディフューザーに
　よる）。

作用

・抗菌作用、抗ウイルス作用、神経強壮作用。

メモ

・ティートゥリーの香りが強い場合は滴数を各1
　滴ずつ減らすか、レモンの滴数を10滴とする。

マンモグラフィー室

Aroma Recipes

1

オレンジ・スイート…5滴
ローズウッドまたはホーウッド…3滴

使い方

・ディフューザーによる芳香浴を1日3回程度
　行う（精油の滴数はディフューザーによる）。

作用

・鎮静作用。

メモ

・検査への緊張緩和のための芳香。

⚠ 注意（禁忌）

・香りは好みがあるので芳香は強すぎないよ
　うに配慮する。

検診脱衣室

Aroma Recipes

1

レモン…7滴
ローズウッドまたはホーウッド…5滴

使い方

・ディフューザーによる芳香浴を1日3回程度
　行う（精油の滴数はディフューザーによる）。

作用

・抗菌作用、抗ウイルス作用、鎮静作用。

⚠ **注意（禁忌）**

・香りは好みがあるので芳香は強すぎないよ
　うに配慮する。

ナースステーション

Aroma Recipes

1

オレンジ・スイート…3滴
ティートゥリー…3滴
ローズウッドまたはホーウッド…3滴

使い方

・ディフューザーによる芳香浴を1日3回程度
行う（精油の滴数はディフューザーによる）。
・スプレー容器に無水エタノール2ml、レシピ
の精油を混ぜ、精製水18mlを加えてエアー
フレッシュナーとして使用する。

作用

・抗菌作用、抗ウイルス作用、鎮静作用、疲労
回復作用。

⚠ **注意（禁忌）**

・香りの好みがあるので、強いようであれば
滴数を減らす。

化学療法室

> *Aroma Recipes*
>
> *1*
>
> レモン…10〜12滴

使い方

・ディフューザーによる芳香浴を1日3回程度
　行う（精油の滴数はディフューザーによる）。

作用

・抗菌作用、抗ウイルス作用、健胃作用。

メモ

・部屋の広さによって滴数を増減する。

⚠ **注意（禁忌）**

・香りは強くしすぎず、ほのかに香る程度に
　する。

透析室

Aroma Recipes

1
レモン…2〜3滴

2
オレンジ・スイート…2滴
ローズウッドまたはホーウッド…1滴

使い方
・芳香浴（ティッシュに滴下し看護師のポケット内に入れておく）。

作用
・抗菌作用、抗ウイルス作用、鎮静作用。

メモ
・4〜5時間という長時間のベッド臥床にともなうストレスも多い。
・血圧の変動が激しくなるので、看護師の移動時に香る程度の芳香にする。

ターミナルケア (個室)

Aroma Recipes

1 〈朝用レシピ〉
ローズウッドまたはホーウッド…2滴
レモン…3滴

2 〈夜用レシピ〉
オレンジ・スイート…3滴
ラヴィンツァラ…2滴

使い方
・ディフューザーによる芳香浴を1日3回程度
  行う（精油の滴数はディフューザーによる）。

作用
・抗菌作用、抗ウイルス作用、鎮静作用、誘眠
  作用。

メモ
・好きな香りが基本となる。作用にとらわれず
  に、レシピの精油1種でもよい。

アカマツ・ヨーロッパ

◆マツ科・針葉

主な作用：うっ滞除去作用、コーチゾン様作用、抗炎
症作用、末梢血管拡張作用
主要成分：モノテルペン炭化水素類（α-ピネン、β-ピ
ネン、リモネン）

イランイラン

◆バンレイシ科・花

主な作用：鎮静作用、鎮痙攣作用、抗不安作用、血圧
降下作用
主要成分：エステル類、モノテルペンアルコール類（リナ
ロール）、フェノールメチルエーテル類
注意：低血圧（上が100mmHg以下）の人は長時間
使用で頭痛、嘔気を催すことがある。妊娠中は使用し
ない。

ウィンターグリーン

◆ツツジ科・葉

主な作用：鎮痛作用、抗炎症作用、鎮痙攣作用
主要成分：エステル類（サリチル酸メチル）
注意：アスピリンアレルギーのある人は使用しない。

オレンジ・スイート

◆ミカン科・果皮

主な作用：抗菌作用、抗ウイルス作用、抗炎症作用、腎
臓刺激作用、消化機能強壮（蠕動運動促進）作用、
精神安定作用
主要成分：モノテルペン炭化水素類（リモネン）、モノテ
ルペンアルコール類（リナロール）

カモミール・ジャーマン

◆キク科・花

主な作用：抗炎症作用、抗アレルギー作用、鎮掻痒作
用

主要成分：セスキテルペン炭化水素類（カマズレン）、酸
化物類（ビサボロールオキサイドＡ）

クラリセージ

◆シソ科・花と葉

主な作用：エストロゲン様作用、鎮痛作用、鎮痙攣作
用

主要成分：ジテルペンアルコール類（スクラレオー
ル）、エステル類（酢酸リナリル）

注意：妊娠中、過多月経の人は使用しない。子宮筋腫、
乳腺炎、ホルモン依存型がん疾患（子宮体がん、
乳がん、卵巣がんなど）の人は使用しない。

グレープフルーツ

◆ミカン科・果皮

主な作用：抗菌作用、抗ウイルス作用、抗炎症作用、うっ
滞除去作用、消化機能強壮作用、脂肪溶解作用、精
神安定作用

主要成分：モノテルペン炭化水素類（リモネン）、ケトン類
（ヌートカトン）、ラクトン類（フロクマリン類）

注意：光感作性があるため、皮膚塗布直後は紫外線に
当たらない。ケトン類のヌートカトンには毒性はない。
Ca拮抗薬服用中は使用しない。

クローブ

◆フトモモ科・蕾

主な作用：抗菌作用、抗真菌作用、抗ウイルス作用、鎮
痛作用、鎮痙攣作用、抗炎症作用、免疫刺激作用、
血圧上昇作用

主要成分：フェノール類（オイゲノール）

注意：妊娠中、授乳中は使用しない。皮膚刺激があるた
め、敏感肌の人は注意する。

サイプレス

◆ヒノキ科・葉付き小枝

主な作用：うっ滞除去作用、静脈強壮作用、鎮咳作用、
エストロゲン様作用、自律神経調整作用、毛細血管
拡張作用
主要成分：モノテルペン炭化水素類（α-ピネン、δ-3カ
レン）、セスキテルペンアルコール類（セドロール）、ジ
テルペンアルコール類（マノオール）
注意：妊娠中、ホルモン依存型がん疾患（子宮体がん、
乳がん、卵巣がんなど）、子宮筋腫、乳腺炎の人は使
用しない。

サンダルウッド

◆ビャクダン科・木部

主な作用：心臓強壮作用、血行促進作用
主要成分：セスキテルペンアルコール類（サンタロー
ル）
注意：妊娠中の人は使用しない。

シダー

◆ヒノキ科・木部

主な作用：うっ滞除去作用、静脈強壮作用、鎮咳作用、
エストロゲン様作用
主要成分：セスキテルペン炭化水素類（セドレン）、セス
キテルペンアルコール類（セドロール）
注意：妊娠中、ホルモン依存型がん疾患（子宮体がん、
乳がん、卵巣がんなど）、子宮筋腫の人は使用しない。

シナモン・カッシア

◆クスノキ科・葉付き小枝

主な作用：抗菌作用、抗真菌作用、抗ウイルス作用、免
疫刺激作用、鎮痛作用、血行促進作用、鎮痙攣作用
主要成分：芳香族アルデヒド類（ケイ皮アルデヒド）、エ
ステル類、ラクトン類（クマリン類）
注意：妊娠中、授乳中、乳幼児は使用しない。皮膚刺
激が強いため、敏感肌の人は注意する。

ジュニパー

◆ヒノキ科・果実と葉

主な作用：鎮痛作用、抗炎症作用、うっ滞除去作用、
　　　　　抗リウマチ作用、自律神経調整作用、腎臓刺激作用
主要成分：モノテルペン炭化水素類（α-ピネン、テルピ
　　　　　ネン）モノテルペンアルコール類（テルピネン-4-ol）
注意：腎臓機能が低下している人、透析患者は使用しな
　　　い。

ゼラニウム

◆フウロソウ科・葉

主な作用：抗菌作用、抗真菌作用、抗炎症作用、鎮痛
　　　　　作用、鎮静作用
主要成分：モノテルペンアルコール類（リナロール、
　　　　　ゲラニオール）、エステル類、アルデヒド類
注意：妊娠中の人は使用しない。

ティートゥリー

◆フトモモ科・葉

主な作用：抗菌作用、抗真菌作用、抗ウイルス作用、抗炎症作用、免疫強壮作用

主要成分：モノテルペン炭化水素類、モノテルペンアルコール類（テルピネン-4-ol）、酸化物類（1,8シネオール）

注意：皮膚刺激があるため、乳幼児や敏感肌の人は注意する。

バジル

◆シソ科・花と葉

主な作用：強い鎮痙攣作用、消化促進作用、鎮痛作用

主要成分：フェノールメチルエーテル類（チャビコールメチルエーテル）

注意：皮膚刺激があるため、乳幼児や敏感肌の人は注意する。

パルマローザ

◆イネ科・全草

主な作用：抗菌作用、抗真菌作用、抗ウイルス作用、子宮収縮作用、免疫刺激作用

主要成分：モノテルペンアルコール類（ゲラニオール、リナロール）、エステル類

注意：妊娠中の人は出産時以外使用しない。

プチグレン

◆ミカン科・葉

主な作用：鎮静作用、自律神経調整作用、誘眠作用

主要成分：モノテルペンアルコール類（リナロール・テルピネン-4-ol）、エステル類

ブラックスプルース

◆マツ科・針葉

主な作用：抗菌作用、抗ウイルス作用、抗炎症作用、コーチゾン様作用、うっ滞除去作用、末梢血管拡張作用
主要成分：モノテルペン炭化水素類（α-ピネン）、エステル類

ペパーミント

◆シソ科・全草

主な作用：鎮痛作用、鎮痙攣作用、肝臓強壮作用、脂肪溶解作用、去痰作用、抗カタル作用、制吐作用、血管収縮作用（1％濃度以下）、血管拡張作用、神経強壮作用
主要成分：モノテルペンアルコール類（メントール）、ケトン類、酸化物類（1,8シネオール）、エステル類
注意：妊娠中、授乳中、乳幼児、てんかん患者は使用しない。皮膚刺激があるため、敏感肌の人は注意する。高血圧の場合は、濃度2％以上で使用する。

ヘリクリサム

―――――――――――――――――――――――

◆キク科・花と葉

―――――――――――――――――――――――

主な作用：血腫抑制作用、血液凝固阻止作用、鎮痛作
　　　　用、鎮痙攣作用、抗炎症作用、瘢痕形成作用
主要成分：ケトン類（β-ジオン）、エステル類
注意：妊娠中、授乳中、乳幼児は用法容量を守って、な
　　　るべく控える。

ホーウッド

―――――――――――――――――――――――

◆クスノキ科・木部

―――――――――――――――――――――――

主な作用：抗菌作用、抗真菌作用、抗ウイルス作用、免
　　　　疫刺激作用、鎮痛作用、神経強壮作用、皮膚細胞成
　　　　長作用
主要成分：モノテルペンアルコール類（リナロール）

※ローズウッドが入手困難なため、代用として使用で
　きる。

マジョラム

◆ シソ科・花と葉

主な作用：鎮静作用、鎮痛作用、鎮痙攣作用、誘眠作
　用、血圧降下作用、血管拡張作用

主要成分：モノテルペンアルコール類（テルピネン－
　4－ol）、モノテルペン炭化水素類

マンダリン

◆ ミカン科・果皮

主な作用：鎮静作用、誘眠作用、消化機能強壮作用、
　血圧降下作用、抗不安作用、抗菌・抗ウイルス作用

主要成分：モノテルペン炭化水素類（α-ピネン）、エス
　テル類

ミルラ

◆カンラン科・樹脂

主な作用：抗炎症作用、瘢痕形成作用、甲状腺ホルモン分泌抑制作用、鎮痛作用
主要成分：セスキテルペン炭化水素類

ユーカリ・ラディアタ

◆フトモモ科・葉

主な作用：抗カタル作用、去痰作用、抗菌作用、抗ウイルス作用、鎮咳作用、免疫刺激作用、抗炎症作用
主要成分：酸化物類（1,8シネオール）、モノテルペン炭化水素類、モノテルペンアルコール類

ユーカリ・レモン

◆フトモモ科・葉

主な作用：抗炎症作用、抗菌作用、抗真菌作用、抗ウイルス作用、鎮静作用、鎮痛作用、鎮痙攣作用、血圧降下作用、抗リウマチ作用、昆虫忌避作用
主要成分：アルデヒド類（シトロネラール）、モノテルペンアルコール類
注意：皮膚刺激があるため、敏感肌の人は注意する。

ラヴィンツァラ

◆クスノキ科・葉

主な作用：免疫刺激作用、誘眠作用、抗カタル作用、去痰作用、抗菌作用、抗ウイルス作用、神経強壮作用
主要成分：酸化物類（1,8シネオール）、モノテルペンアルコール類（テルピネオール）、モノテルペン炭化水素類（α-ピネン）

ラベンダー・アングスティフォリア

◆シソ科・花穂

主な作用：鎮静作用、鎮痛作用、鎮痙攣作用、細胞成長作用、抗菌作用、抗真菌作用、抗ウイルス作用、抗炎症作用、血圧降下作用

主要成分：エステル類（酢酸リナリル）、モノテルペンアルコール類（リナロール）

注意：低血圧（上が100mmHg以下）の人は長時間嗅ぐと頭痛が起こる可能性があるので注意する。

リトセア

◆クスノキ科・種子

主な作用：鎮静作用、抗炎症作用、抗うつ作用、抗真菌作用、誘眠作用

主要成分：アルデヒド類（ゲラニアール、ネラール）、モノテルペンアルコール類、モノテルペン炭化水素類

注意：皮膚刺激があるため、乳幼児や敏感肌の人は注意する。

レモン

◆ミカン科・果皮

主な作用：抗菌作用、抗ウイルス作用、抗炎症作用、
消化機能強壮作用、健胃作用、血行促進作用、うっ
滞除去作用、静脈強壮作用

主要成分：モノテルペン炭化水素類（リモネン、テル
ピネン、β-ピネン）、ラクトン類（フロクマリン類）

注意：光感作性があるため、塗布後は紫外線に当たら
ないようにする。

レモングラス

◆イネ科・全草

主な作用：抗炎症作用、鎮痛作用、鎮静作用、血管拡
張作用、抗菌作用、抗真菌作用、抗ウイルス作用、
昆虫忌避作用

主要成分：アルデヒド類（ゲラニアール、ネラール）

注意：皮膚刺激があるため、乳幼児や敏感肌の人は注
意する。

ローズウッド

◆クスノキ科・木部

主な作用：抗菌作用、抗真菌作用、抗ウイルス作用、免
　　　　　疫刺激作用、鎮痛作用、神経強壮作用、皮膚細胞成
　　　　　長作用
主要成分：モノテルペンアルコール類（リナロール、テル
　　　　　ピネオール）、酸化物類

※ローズウッドが入手困難なため、ホーウッドで代
　用できる。

ローズマリー・カンファー

◆シソ科・花と葉

主な作用：中枢神経強壮作用、筋肉弛緩作用、肝臓強
　　　　　壮作用、脂肪溶解作用、胆汁分泌促進作用、鎮痛作
　　　　　用
主要成分：モノテルペン炭化水素類（α－ピネン）、ケト
　　　　　ン類（カンファー）、酸化物類（1,8シネオール）、モノ
　　　　　テルペンアルコール類
注意：妊娠中、授乳中、乳幼児、てんかん患者は使用し
　　　ない。

ローズマリー・シネオール

◆シソ科・花と葉

主な作用：抗カタル作用、去痰作用、粘液溶解作用、抗菌作用、抗真菌作用、抗ウイルス作用、肝臓機能調整作用

主要成分：酸化物類（1,8シネオール）、モノテルペン炭化水素類、モノテルペンアルコール類、ケトン類（カンファー）

ローレル

◆クスノキ科・葉

主な作用：抗菌作用、抗真菌作用、抗ウイルス作用、抗カタル作用、去痰作用、鎮痛作用、鎮痙攣作用

主要成分：酸化物類（1,8シネオール）、モノテルペン炭化水素類、エステル類、モノテルペンアルコール類、フェノールメチルエーテル類

- うっ滞除去作用：血液、リンパ液などの滞った体液を取り除く
- エストロゲン様作用：女性ホルモン（エストロゲン）が分泌されたときと同じような働きを起こす
- 肝臓強壮作用：肝臓を強化し働きを高める
- 去痰作用：痰の排泄を促す
- 筋肉弛緩作用：筋肉の緊張を緩める
- 血圧降下作用：高い血圧を下げる
- 血圧上昇作用：低い血圧を上げる
- 血液凝固阻止作用：血液が固まるのを防ぐ
- 血行促進作用：血液の流れを促す
- 血管拡張作用：血管の筋肉を拡張させる
- 血管収縮作用：血管の筋肉を収縮させる
- 血腫抑制作用：内出血の血液凝固を阻止する
- 健胃作用：胃の働きを高める
- 抗アレルギー作用：アレルギー症状を抑える
- 抗ウイルス作用：ウイルスによる感染を予防する
- 抗うつ作用：うつ状態の落ち込んだ気分を明るくさせる
- 抗炎症作用：炎症を抑制する
- 抗カタル作用：粘膜、特に呼吸器の炎症を抑制する

- 抗菌作用：細菌による感染を予防する
- 抗真菌作用：真菌による感染を予防する
- 甲状腺ホルモン分泌抑制作用：甲状腺ホルモンの分泌を抑える
- 抗不安作用：不安な気持ちを和らげる
- 抗リウマチ作用：リウマチの症状を和らげる
- コーチゾン様作用：副腎ホルモンが分泌されたときと同じような働きをする
- 昆虫忌避作用：蚊などの昆虫や害虫を寄せ付けない
- 子宮収縮作用：子宮の筋肉を収縮させる
- 脂肪溶解作用：体内の脂肪を消費しやすいように助ける
- 収斂作用：皮膚や組織を引き締める
- 消化機能強壮作用：消化器を強化し働きを高める
- 消化促進作用：胃、腸などの消化液の分泌を出しやすくし、消化を助ける
- 静脈強壮作用：静脈を強化し働きを高める
- 自律神経調整作用：交感神経、副交感神経のバランスを整える
- 神経強壮作用：神経系を刺激、強化し活動を高める
- 心臓強壮作用：心臓を強化し働きを高める
- 腎臓刺激作用：腎臓を刺激し働きを高める
- 精神安定作用：衰弱した不安定な状態を安定

させる

- 制吐作用：悪心（吐き気）や嘔吐を抑制させる
- 腸蠕動運動促進作用：腸の蠕動運動（筋肉の収縮の波）の働きを高める
- 胆汁分泌促進作用：胆汁の生成を高めて分泌を促す
- 鎮咳作用：咳を鎮める
- 鎮痙攣作用：筋肉、神経系の痙攣を鎮める
- 鎮静作用：興奮を鎮め、気持ちを落ち着かせる
- 鎮掻痒作用：かゆみを抑える
- 鎮痛作用：痛みを和らげる
- 粘液溶解作用：痰や鼻汁の粘性をサラサラにする
- 瘢痕形成作用：創傷の肉芽組織の形成を助ける
- 交感神経刺激作用：交感神経を刺激して働きを高める
- 副交感神経刺激作用：副交感神経を刺激して働きを高める
- 末梢血管拡張作用：手や足などの末端部分の血管を拡げる
- 免疫強壮作用：免疫の機能を増大させて防御能力を高める
- 誘眠作用：スムーズな入眠へと誘導する

　最後に、アロマセラピストとして心に残った
エピソードを紹介します。

　ホスピス病棟に入院中の、がん末期の27歳
の女性がいました。彼女の病室でまず目に入っ
たのは、とても仲のよさそうなカップルの写真
でした。しかし、写真の女性と同一人物とは思
えないほど、ベッドに寝ている女性は顔も体も
やせほそっていたのです。

　身体はやせほそっているのに、終末期患者に
多い足のむくみがひどく、とてもつらそうでし
た。私は主治医と看護師から、アロマセラピー
で少しでも緩和できないかという依頼を受けた
のです。

　彼女は「ひとりでトイレまで歩きたい。むく
みをとって、細くてきれいな足を婚約者に見せ
たい」という願いを話してくれました。私はホー
ウッド、グレープフルーツ、オレンジ・スイー
トのアロマオイルを使い、彼女のために心を込
めて、下肢のトリートメントを施しました。

　施術が終わると、彼女は「足もすっきりと細
くなったし、いい香りでとても気持ちがよかっ
た。またアロマトリートメントをお願いしたい
です」と、とても喜んでくれました。

　ただ、むくみのとれた足も、おそらく時間が

たてば元に戻ってしまいます。私は2日後にまた施術に来ることを約束して、病室をあとにしました。

その日の彼女はひとりでトイレまで歩き、婚約者に細くてきれいな足を見せることもできたそうです。そして、次の施術をとても楽しみにしてくれていたのです。

しかし2回目のアロマの施術予定日の朝、彼女は亡くなりました。担当の看護師が「本人は施術をとても喜んでいました。主治医やスタッフも『アロマセラピーってすごいね』と話題にしていたんです」と話してくださいました。

彼女の最後の願いを果たせたものの、もう一度トリートメントをしてあげることは叶いませんでした。悔しくて、悲しくて、やるせない気持ちになりました。

そんなとき、私はマザーテレサの言葉を思い出し、救われたのです。
「大切なのはどれだけ多くを施したかではなく、どれだけ多くの愛を込めたかです」

私が主宰するICAAにも、同じような経験をしたセラピストがいます。彼女は緩和病棟に入院していたがん末期の女性医師のところに、痛みと心が安らぐようにと、アロマトリートメントを施しに通っていました。死期が近くなった

女性医師は、セラピスト宛に手紙を書き残していたのです。

「アロマの施術を受けると、痛みが和らぎ、心も安らぎます。医師として患者にできることは限られていますが、アロマの対象者は幅広いです。がん患者のターミナルケア、むくみ、産後のケア、分娩前の妊婦、長期入院の家族、その他さまざまな病気にも……」

そして最後に、一際目立つように、

「アロマの力はすごいです。ぜひたくさんの医療機関に導入してほしいです」

とありました。

疼痛コントロールの中、力の出ない手で一生懸命にセラピストへの感謝と願いを書き綴ってくださったのです。

手紙を見せてもらったとき、私の心は震えました。そして医療におけるアロマセラピーが必要不可欠なものであると、より深く確信したのです。ひとりでも多くの方にアロマセラピーを認識してもらうために、全力を注ごうと心に決めました。

手紙を受け取ったセラピストも、同じように感じたそうです。彼女のように心やさしい多くのセラピストたちの支えもあって、私は日々前進しています。

本書は、数えきれないほど多くの方々のおかげで出版することができました。医師、コメディカルスタッフ、患者様とそのご家族の皆様に快くアロマセラピーを理解していただけたこと、ありがたく存じます。そして ICAA セラピストの方々には、医療学会、病院での取り組みやさまざまな医療イベントの参加、クリニックでのアロマ外来、地域ボランティアなど、幅広い活動にご協力いただき、日々感謝しております。

　今回、手紙の提供をしてくださいました栃木のセラピストインストラクター、協会創設のきっかけとなった小児がんの少女とご家族の方に、心よりお礼申し上げます。

　また、現代書林のスタッフの方々をはじめ、デザインやイラストなど、本書制作に携わっていただきました多くの皆様には、大変お世話になりました。感謝いたします。

　心身の不調を緩和し、健康への手助けとなるアロマセラピー。療養中の方、そして身近な家族や友人など、多くの人たちに本書が役立ちますよう、心より願っております。

岩橋 知美

症状別でわかりやすい！
メディカルアロマレシピ

2021年 3 月17日　初版第 1 刷
2022年10月19日　　　第 2 刷

著　者―――岩橋知美

発行者―――松島一樹

発行所―――現代書林

　　　　　〒162-0053　東京都新宿区原町3-61　桂ビル
　　　　　TEL／代表　03(3205)8384
　　　　　振替00140-7-42905
　　　　　http://www.gendaishorin.co.jp/

デザイン―――日毛直美

イラスト―――押金美和

印刷・製本　㈱シナノパブリッシングプレス　　定価はカバーに
乱丁・落丁本はお取り替えいたします。　　　　表示してあります。

ISBN978-4-7745-1860-2 C0047